强健体魄的盾牌

JITI HUWEI

机体护卫

黄丽红　李光宇　编写

吉林出版集团股份有限公司

图书在版编目（CIP）数据

强健体魄的盾牌：机体护卫 / 黄丽红，李光宇编写.-- 长春：吉林出版集团股份有限公司，2013.6（校园必读丛书 / 李春昌主编）

ISBN 978-7-5463-2071-7

Ⅰ.①强… Ⅱ.①黄… ②李… Ⅲ.①常见病－预防（卫生）－青年读物②常见病－预防（卫生）－少年读物 Ⅳ.①R4-49

中国版本图书馆CIP数据核字(2013)第123514号

强健体魄的盾牌：机体护卫

编　写	黄丽红　李光宇	
策　划	刘　野	
责任编辑	李婷婷	
封面设计	贝　尔	
开　本	680mm×940mm　1/16	
字　数	116千字	
印　张	8	
版　次	2013年 7月 第1版	
印　次	2018年 5月 第4次印刷	

出　版　吉林出版集团股份有限公司
发　行　吉林出版集团股份有限公司
地　址　长春市人民大街4646号
　　　　邮编：130021
电　话　总编办：0431-88029858
　　　　发行科：0431-88029836
邮　箱　SXWH001100@163.com
印　刷　黄冈市新华印刷股份有限公司

书　号　978-7-5463-2071-7
定　价　22.80元

目录

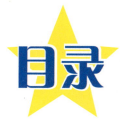

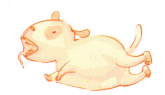

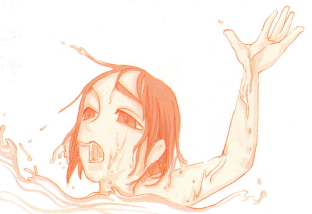

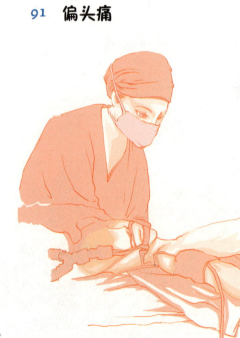

支气管哮喘

陆浩是班级里一个多才多艺的同学，可惜他的身体不好，经常有病，一犯病就喘得厉害。有一次在上早自习时，大家看到他喘得上气不接下气，口唇青紫，说话都困难。听说他得的病是支气管哮喘。那么，什么是支气管哮喘呢?

支气管哮喘（简称哮喘）是一种常见病，全世界大约有1.6亿患者，一般认为青少年患病率高于青壮年。

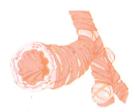 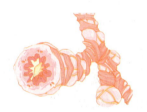

正常支气管　　　　　　　哮喘发作时的支气管

发病原因

直到今天，我们对支气管哮喘的病因仍不十分清楚。总的来说，支气管哮喘的发病受到个体过敏体质和外界环境的影响，其中个体的过敏体质的形成和遗传基因相关。大约40%的患者有阳性家族史（家里有支气管哮喘患者，患者的亲缘关系越近，患病的机会越高）。环境影响因素主要是指一些容易激发过敏的因素，包括尘螨（一种混杂在尘埃中的小虫）、花粉、动物毛屑等。另外，鱼、虾、蟹、蛋等食物，或者某些药物（如阿司匹林）也可激发发病。患者发病时，可以见到支气管黏膜水肿，管壁增厚，支气管内的分泌物增多、潴留，使气道变得狭窄，发生通气困难，以致出现哮喘。

发病时的表现

支气管哮喘多在夜间及清晨时发病或加重，这是支气管哮喘的特征性表现之一。有些青少年可能在运动时出现哮喘症状，如胸闷、咳嗽、呼吸困难等，这种哮喘称为"运动性哮喘"。

支气管哮喘的典型表现为发作性的呼气性呼吸困难，这里所说的呼气性呼吸困难是指自觉向外出气要比向内吸气困难得多。哮喘时常伴发出特殊的声音，称为"哮鸣音"。除了呼吸困难之外，还有胸闷和咳嗽的症状，咳嗽可以是干咳（没有痰），也可能是咳大量白色泡沫样痰。严重者需被迫采取坐位或呈端坐呼吸状态，口唇青紫（发绀）。

哮喘发作后，用药可缓解，其后数小时后可再次发作。

支气管哮喘的特殊检查

医生根据发病过程、临床表现和体格检查所见，多能明确诊断支气管哮喘，不需要进行某些特殊检查。有时为了诊断得更有把握，也可进行下面这些检查：

1.痰液检查

将痰液涂在玻璃片上，在显微镜下观察，会发现有较多的嗜酸性粒细胞（白细胞的一种，平时少见）。

2.通气功能测定

让被检查者用力呼气，计算出1秒钟用力呼气量占肺活量的比值。如果这个比值减少，则说明通气功能下降。

3.胸部X线检查

早期检查可以见到两肺的透亮度增加。

4.特异性变应原检测

绝大多数支气管哮喘患者都是过敏体质，可以检查其对什么物质过敏。

支气管哮喘的发展

支气管哮喘如果治疗或保护不及时，则很有可能出现并发症（并发出现其他病）。常见的并发症有气胸、纵隔气肿、肺不张、肺气肿、支气管扩张、间质性肺炎、肺纤维化、肺源性心脏病等。

治疗方法

目前还没有特效的治疗支气管哮喘的好方法。坚持长期规范化的治疗，可以使哮喘症状得到控制，减少复发，甚至不发作，从而使患者的日常活动不受限，并能正常生活、学习、工作。青少年的哮喘通过积极而规范的治疗，临床控制率可达95%。

1.脱离病源

找到引起哮喘发展的刺激原因，脱离刺激环境，是防治哮喘的最好、最有效的方法。

2.药物治疗

（1）β2激动剂

常用的β2激动剂包括沙丁、福莫特罗、沙美特罗等。用药方法多采用气雾剂吸入，每次1～2喷，通常5～10分钟就能显效。

（2）抗胆碱药

常用的抗胆碱药为异丙托溴胺。用药方法多采用气雾剂吸入，适用于夜间发作和多痰的患者。

（3）氨茶碱

用药方法多采用口服，适用于轻度哮喘和中度哮喘；少数采用静脉滴注，适用于重度哮喘。

为了控制或预防哮喘的发作，也可使用糖皮质激素。使用这种药物一定要遵循医生的指导，不可乱用，以防严重并发症的出现。

气胸病

张小强是班级中的明星，不仅学习好，踢球和唱歌也有一套。去年春节晚会时，正当他在大家的强烈邀请下唱第二首歌时，突然胸痛，而且呼吸困难，不得不停止演唱，送到医院救治。后来听说他得了气胸病，为什么好好的会得气胸呢？

急性自发性气胸是青少年常见的一种急症，如果得到及时救治，那么很快会治好，没有什么大危险，不必恐惧。

发病原因

人的肺脏重量不大，只有0.5千克左右，但体积很大，占据胸腔的90%以上。肺主要由肺泡组成。肺泡的大小不一，一般直径只有0.2毫米左右，相当于小米粒的1/10大小，它们的数量数不胜数，有3亿～4亿个。将两个肺脏的肺泡完全展开后，总面积将近100平方米，表面积的庞大，保证了气体和肺泡充分接触，完成气体交换，维持人的生命活动。

但如果肺泡过大，则会像即将吹爆的气球一样，经不起由于高声歌唱或吹奏乐器等造成的肺内高压状态，从而发生爆裂，同时，肺内的气体溢出到平时处于负压状态的胸腔中，造成胸腔内积气，肺脏相应地出现萎缩，致使患者呼吸困难，伴有胸痛，这就形成了气胸。这种气胸不是因为胸部受伤造成的，而是自己发生的，所以称为"自发性气胸"。

易发人群

自发性气胸的产生是有条件的，要具有增大的肺泡，并不是任何人都会发生。造成肺泡超常增大的原因，一种是某些疾病，如肺气

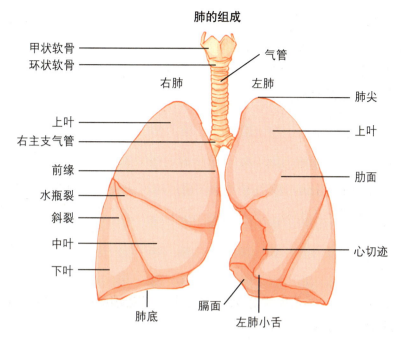

肺的组成

甲状软骨
环状软骨
气管
右肺
左肺
肺尖
上叶
上叶
右主支气管
肋面
前缘
水瓶裂
斜裂
中叶
心切迹
下叶
膈面
左肺小舌
肺底

肿、哮喘病、支气管扩张症等，这些病多在中青年以上的成年人中发生，在青少年中比较少见；另一种是先天性肺大疱症，这是一种生来就有的病症，多见于青少年。有的人从出生开始，肺泡中就有一部分超常的肺泡，这部分肺泡异常的大。出现这种状况的原因，目前还说不清楚。这些人平时多数没有什么特殊感觉，所以很少有人发现，处于一种"隐性"状态，也有个别的人会出现轻度的劳累或活动后自觉气短不适。当某些可以引发肺内压增高的状态出现时，如高声喊叫、歌唱、吹奏、憋气等，才会造成自发性气胸的发生。肺泡正常的人几乎不会发生自发性气胸。

急性自发性气胸的表现

自发性气胸多数在某些特定的情况下发生，少数患者是在某些不引人注意的情况下发生。一旦发生，主要表现为：

1.患者自觉症状

患者的自觉症状主要是突发性（突然发生的）胸痛和呼吸困难，胸痛常呈剧烈的针刺样或撕裂样疼痛，不敢大口喘气，大口喘气会引发疼痛加剧；呼吸困难程度依据气胸的严重程度不同而不同，表现出气短、喘气费力、憋闷不适，严重时出现口唇发绀、面色苍白、出冷汗。这时患者多表现出紧张、恐惧、烦躁、焦虑等状态。

2.医生检查体征

少数患者的气胸体征不明显，多数患者气胸时会出现气管向健侧移位，患侧胸部隆起，呼吸运动与触诊语颤减弱，叩诊呈过清音或鼓音，心与肝浊音界缩小或消失，听诊呼吸音减弱或消失。

一般需要进行胸部X线检查，X线片可见患侧透光度增强，肺纹理消失，可见萎缩的肺脏。必要时，需要进行CT检查。

治疗方法

治疗目的：一是促进患侧的肺复张，二是消除病因、减少复发。具体的治疗方法有：

1.非手术治疗

首次发生的小量气胸，患者要严格卧床休息，给予镇静和镇痛药物，采用高浓度吸氧等方法，也可采用胸腔穿刺抽气治疗，多数1～2天就能缓解和治愈。如果采用以上治疗方法效果不理想，还可采用胸腔闭式引流。绝大多数自发性气胸经过以上的治疗，均可治愈。

2.手术治疗

对某些反复发生的自发性气胸患者，或者进行非手术治疗效果不满意的自发性气胸患者，或者病情较为严重的自发性气胸患者，可以进行手术治疗。

上感与感冒

班长昨天没来上课，大家感到很突然。后来听老师说，班长感冒了。放学回家时，几个同学顺路到班长家去看望他。大家看到他在床上不断咳嗽、流鼻涕。他母亲告诉大家，医生说他得了急性上呼吸道感染，不碍事，过几天就会好。医生说班长得了急性上呼吸道感染，也就是上感，而老师说班长得了感冒，到底是谁说的对？

急性上呼吸道感染是由各种病原引起的上呼吸道的急性感染，简称为"上感"，俗称为"感冒"。这是一种疾病的三个不同的病名，其实是一回事。呼吸道分上、下两部分，以喉为界。呼吸道的上部分，称为"上呼吸道"，主要包括鼻、鼻咽和咽部，急性上呼吸道感染的主要病变包括急性鼻炎、急性咽炎、急性扁桃体炎等。

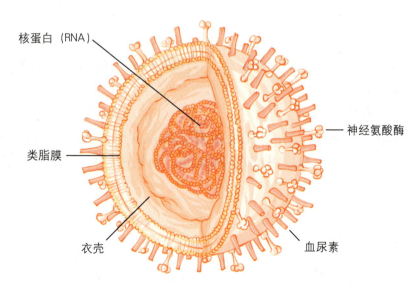

核蛋白（RNA）

神经氨酸酶

类脂膜

衣壳

血尿素

流感病毒示意图

各种细菌和病毒均可以引起上感，其中90%以上的上感是由病毒引起的。由于小儿和儿童呼吸道的解剖与生理功能没有达到成人那样完美，所以比较容易发生上感。特别是某些营养障碍性疾病、免疫缺陷性疾病，以及吸烟（包括主动吸烟与被动吸烟）、着凉等不良环境，都容易导致上感的发生。

具体表现

由于患者年龄、体质、病原体和病变部位的不同，病情的缓急和程度的轻重也有较大的不同。较为典型的上感的表现为：

1.症状

患者感觉到不舒服。

（1）局部症状

局部症状包括鼻塞、流涕、喷嚏、咳嗽（多为干咳）、咽部不适、咽干等，于3～4天内自然痊愈。因此，医生常将上感称为"自愈性疾病"，意思是说，身体好，不用特意治疗，自己也会好。

（2）其他症状

除了以上局部症状外，患者还会出现一些全身症状，包括发热、烦躁、头痛、乏力、全身不适、食欲减退等，有时也会出现腹泻、腹痛等症状。

2.体征

体征是指别人（主要是医生）检查发现的表现，又称为"征象"。患者张大嘴检查可见咽部充血、扁桃体肿大，有时可以摸到下颌和颈部淋巴结肿大。

感冒的并发症

急性上呼吸道感染是很常见的"小病"，不碍事，几天就会好。但我们不能忽视的是感冒引起的并发症，如中耳炎、鼻窦炎、咽后壁脓肿、扁桃体周围脓肿、颈淋巴结炎、喉炎、支气管炎、肺炎等。如果是溶血性链球菌引起的咽峡炎，还可能引起急性肾小球肾炎和风湿病。所以，有人形容感冒是一个不被人看重的小病，却能给人带来很多严重的疾病，对感冒进行及时的治疗是完全必要的。

流行性感冒

流行性感冒简称为"流感"，由流感病毒引起。流感病毒传染性很强，以呼吸道飞沫传染为主要方式；容易变异，特别是甲型流感病毒，不易控制，已多次引起世界范围的大流行。

与感冒比较，流感的上呼吸道症状较轻，而发热与全身中毒症状较重，如头痛、四肢肌肉酸痛、全身不适等。如果患者原有体质较差，病情可持续发展，出现高热不退、剧烈咳嗽、血性痰液、呼吸急促等，甚至发绀，继发细菌性肺炎。治疗流感常用金刚烷胺和甲基金刚烷胺，这些药物有抑制甲型流感病毒的作用，对乙型流感病毒没有作用。

预防流感的基本措施是接种疫苗。另外，在流感流行时应戴口罩，避免到人多的地方去，减少被传染的机会。

治疗感冒的常用方法

1.一般治疗
注意休息，保持良好的环境，多喝水，补充大量维生素C等。

2.抗病毒治疗
每天可用利巴韦林10～15毫克/千克体重，口服或静脉点滴。

3.对症治疗
高热可口服乙酰氨基酚过布洛芬，也可以冷敷或用医用酒精擦浴等。咽痛可含咽喉片等。

先天性心脏病

人们常常称呼那些聪明、伶俐的孩子"心眼多""比别人多个心眼"。这本来是一个褒义性的称呼。可是，如果真的在心脏里多一个"眼"，那可确实是一种病。让我们从以下几个方面谈起：

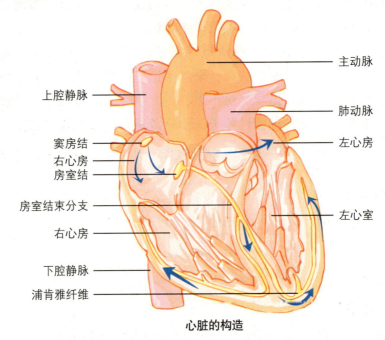

主动脉
上腔静脉
肺动脉
窦房结
左心房
右心房
房室结
房室结束分支
左心室
右心房
下腔静脉
浦肯雅纤维

心脏的构造

聪明、伶俐和心·有关系吗

中医的观点认为——"心主神明"，也就是说，一个人的心理状态和智商，取决于"心"的状态。这和西医提出的大脑功能决定人的心境和聪明不一样。对中国人来说，"心主神明"这一理念已经有几千年的历史，我们说话和办事也都遵循这个原则。心烦意乱、心灵手巧、心领神会、心中有数、心拙口笨等常用成语，都是将心的神明从不同的角度刻画得淋漓尽致。至于"多个心眼"，那只是一个量化的形容而已。

心脏真的能多一个"心眼"吗

1.血液循环过程中的旁路

从人的胚胎发生与胎儿在母体内的成长过程来看，心脏还真的可能出现"心眼"。人在胚胎的第四周末开始，心脏的内腔分为四个小腔，分别是左心房、右心房、左心室和右心室，其中右心房和右心室负责向肺脏输送血。可是，胎儿在母体内不能呼吸，肺脏无法实现气体交换功能，处于一种萎缩状态。心脏流向肺脏的血液无法流入肺脏，怎么办？唯一的办法就是找一个"旁路"，让血液经过这个旁路，跨越肺脏，让去肺脏的血液直接流向左心房、左心室，这样就可以维持全身的血液循环了。这个旁路在什么地方建立呢？其实很简单，就是在左、右心房或左、右心室之间打个洞（医学上称为"原发孔"）。当胎儿足月出生后，发出来到世界的第一声哭啼，伴随哭声，萎缩的肺膨胀起来，从此时开始，通向肺脏的血流通道也随之打开，建立起"肺循环"，这时我们身体里的血液循环才算正式全部建立起来，维持一生。肺循环一旦建立，上面说到的旁路也就没有存在的必要了。肺循环的通路要比旁路通畅和宽敞，旁路被迫退居于"废弃"的地位，一般在第八月左右，逐渐地闭锁。

2.先天性心脏病

如果某个新生儿因为某种原因（现在还不能完全说清这些原因），没有按照正常的顺序完成肺循环的建立与旁路转化过程，致使旁路没有按时闭锁，一直存留下来，这就多了个不应有的"心眼"。这里说的多一个心眼是真的多一个洞，与开始我们说的中医认为的"心主神明"完全是两回事，千万不可混淆。多的这个洞会造成"先天性心脏病"。

多一个"心眼"的危害

从人的整体解剖结构来看，全身的血液循环是十分严密的，由肺循环（小循环）和体循环（大循环）两部分组成密闭式循环系统。正常时，左心房压力要比右心房高3～5毫米汞柱，如果在左心房和右心房的间隔（房间隔）上有"眼"（房间隔缺损），那么左心房内的血液就会有一部分通过这个"眼"流至右心房（自左向右分流），这会造成右心房和右心室，甚至肺部的血流量增多、负荷过重。随着年龄的增长，负荷过重的右心房和肺部形成高压，血液输出受到阻碍，最终心脏呈现出"心力衰竭"状态，这时病情就很重了。患有先天性心脏病的青少年多在20～30岁时发生心力衰竭，进入病重阶段。

先天性心脏病的表现

先天性心脏病的种类较多，最常见的为动脉导管未闭、房间隔缺损、室间隔缺损、法乐四联症。患有先天性心脏病的儿童多数从小就身体虚弱，不如一般儿童健壮，跑、跳等运动受限，而且容易感冒。

1.主要表现

①剧烈活动后感到疲乏、呼吸困难（气急）；有时会感到心跳（心悸）。有的先天性心脏病比较重，如法乐四联症，常常导致患儿不得不停止活动，蹲踞一会，症状才渐缓解。

②病情较重时，（如法乐四联症）患儿会出现口唇青紫（发绀）或出现"杵状指"。

③医生检查时，会发现心脏增大，搏动增强。

2.心脏听诊变化

①动脉导管未闭。在左侧第二肋间听到连续性、糙性杂音，类似机器样轰鸣，向左锁骨下窝传导。

②房间隔缺损。在左侧第二肋至第三肋间听到收缩期吹风样杂音，伴有震颤，肺动脉第二音亢进。

③室间隔缺损。在左侧第三肋至第四肋间听到响亮粗糙的收缩期杂音，伴有震颤，向心前区或背部肩胛与脊柱间传导。

④法乐四联症。在左侧第二肋至第三肋间收缩期杂音，可扩布到全部心前区，伴有震颤，肺动脉第二音减弱或消失。

先天性心脏病的最后确诊，需要到大医院心脏病专科（心内科与心外科）进行全面的辅助检查，常用X线检查、心电图检查、超声心动图检查、心导管检查等一系列特殊检查手段。最后，医生对所取得的全部

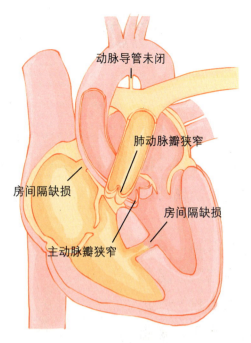

动脉导管未闭

肺动脉瓣狭窄

房间隔缺损

房间隔缺损

主动脉瓣狭窄

先天性心脏病

检查结果进行全面的分析、判定，方能确诊。

治疗方法

　　至今为止，先天性心脏病的治疗仍以手术治疗为主。近年来，介入器材的不断改进和发展，使得非手术的介入治疗在一定范围内取代了部分手术治疗。常用的介入治疗包括球囊扩张、支架植入技术和异常通道的封堵技术等。

高血压

李明在班上的人缘很好，大家都亲热地叫他"小胖子"。他平时话不多，学习成绩突出，但不知为什么他这学期的期末考试成绩下滑得很厉害，精神也不如以前，常说头痛、头晕，睡眠不好。他妈妈领他到医院检查，说是血压高。青少年也会得高血压吗？

高血压分为两种：一种是"原发性高血压"，另一种是"继发性高血压"。这里说的继发性高血压，是指由其他病引起的血压升高。大多数的高血压不是由其他病引起的，称为"原发性高血压"。我们平时所说的高血压主要是指这种原发性高血压。

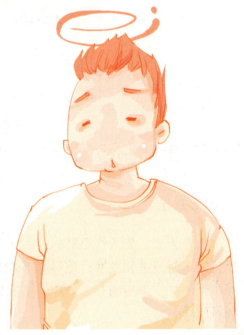

血压高与高血压病的关系

血压，可以简单地理解为在血液流动期间血液对动脉血管壁所产生的压力。血液的流动靠心脏"泵"的作用，血压分为收缩压（心脏收缩射血时的血压）和舒张压（心脏舒张时的血压）两部分。血压的大小用毫米汞柱来表示。对血压大小的记载，医生按规定都写成"BP：140/80毫米汞柱"，其中BP是英语Blood Pressure的缩写词，"/"上面记载的

140表示收缩压，下面记载的80表示舒张压。正常血压的高值为收缩压120～139毫米汞柱，舒张压80～89毫米汞柱。如果收缩压大于或等于140毫米汞柱，舒张压大于或等于90毫米汞柱，就可诊断为高血压病。医生诊断高血压病是很严谨的，一般第一次测量发现血压高之后，至少在不同时间和相近的条件下再测量2～3次，结果都是血压升高，方可诊断为高血压病。

原发性高血压

引发原发性高血压的病因很多，大致为两个方面：

1.遗传因素

父母均有高血压，子女的发病概率高达46%，这种遗传可能与多种基因有关。

2.环境因素

（1）饮食

高血压主要与食盐（氯化钠）摄入量的大小有关，摄入得越多，血压水平就越高。另外，饮酒与高血压也有一定的关联，每天饮酒量超过50克的人的高血压发病率显著增高。

（2）精神

脑力劳动者的高血压发病率明显超过体力劳动者，从事精神紧张度高的职业者发生高血压的可能性也显著增高。

3.其他

肥胖是高血压的危险因素。

青少年的高血压

得高血压的老年人较多，特别是大于55岁的男性和大于65岁的女性，他们非常容易患动脉硬化，这是不可否认的趋势。但是，这绝不意味着青少年就不得高血压。近些年来，伴随人们生活水平的逐步提高，生活的节奏日益加快，高血压的发病年龄有提前的趋势，青壮年患病率不断增高，青少年患高血压病者已经不再罕见。大家应该按照三级预防的程序，加强对青少年高血压的宣传，力争做到早期发现、早期治疗、早期康复。

高血压的表现

高血压的得病过程较慢，开始多数患者都没有特殊感觉，常见症状为容易疲劳、头晕、头痛、后颈部发紧，有时会感觉心慌（医学上称为"心悸"）。这些症状可以缓解，但在紧张和劳累时会加重。

个别高血压患者会发生"恶性高血压"，表现为突然出现血压增高，舒张压大于130毫米汞柱，剧烈头痛，看东西不清楚（视力模糊），肾脏也会受到损害，严重者可能因肾脏功能衰竭而死亡。

治疗方法

高血压病本身一般不会给患者造成很大痛苦，但这个病会产生很多严重的并发症，如高血压危象、高血压脑病、脑血管疾病（脑出血、脑缺血）、心脏功能衰竭、肾脏功能衰竭等，其中任何一种并发症都会置人于死地。高血压病是一种病因复杂的慢性疾病，在我国已经被列为"四大慢性病"之一。

高血压的治疗原则为：

1.改善生活行为

（1）减轻体重

青少年要积极减轻体重，不做"胖子"。

（2）少吃盐

特别是北方人一定要改变"口重"（吃盐多）的不良习惯。

（3）少吃油炸食品

青少年尽量少吃脂肪食品和油炸食品。

（4）戒烟

现在吸烟的青少年越来越多，多是从盲目取乐开始，觉得吸烟有"气派"。不论是从身体保健，还是从伦理道德角度出发，大家都应远离香烟，养成良好的生活行为。

（5）加强运动

青少年正处于长身体阶段，运动是增进健康、积极防病的重要途径。

2.合理用药

治疗高血压的药物很多，在媒体上进行的某些偏离实际的宣传更是铺天盖地。提醒大家，如果需要药物治疗高血压，一定要听取医生的意见。吃什么药，用多大量，吃多长时间，都要有科学的依据，且不可乱吃、乱用，以免吃亏、上当。

现在常用的降压药物有以下五大类：

（1）利尿剂

使用最多的利尿剂是噻嗪类药物，如氢氯噻嗪、氯噻嗪，适用于轻、中度高血压，这些降压药物起效缓慢、平稳。

（2）β受体阻滞剂

常用的β受体阻滞剂为普萘洛尔、委托洛尔，适用于中度高血压，这些药物降压起效较迅速、强力。

（3）钙通道阻滞剂

常用的钙通道阻滞剂为硝苯地平、氨氯地平、维拉帕米，适用于合并有糖尿病和冠心病的患者，老年患者疗效较好。

（4）血管紧张素转换酶抑制剂

常用的血管紧张素转换酶抑制剂为卡托普利、依那普利，适用于肥胖和合并糖尿病的患者，这些降压药物效果缓慢。

（5）血管紧张素Ⅱ受体阻滞剂

常用的血管紧张素Ⅱ受体阻滞剂为氯沙坦、厄贝沙坦，适用于肥胖和合并糖尿病的患者，这些降压药物起效缓慢、平稳。

常用的降压药物还有利舍平、可乐定、哌唑嗪等，这些药物副作用较多，现在已经较少应用。

蛔虫引起的疾病

小明身体可壮实了，就是常常肚子痛，每次犯病都不重，在床上趴一会，用热水袋捂肚子就有效。上个星期学校组织做身体检查，医生给他检查完身体，让他留大便进行化验。化验检查结果说他肠子里有蛔虫。小明吃了驱虫药后，果然打下不少虫子，从此以后他肚子痛的病再也没有犯过。他肚子里为什么会有蛔虫呢？

进入肠子里的蛔虫

蛔虫在人的小肠里"定居"并不容易。蛔虫有雌、雄之分，一般雌性蛔虫要比雄性蛔虫大。雌性蛔虫产出的"受精卵"随粪便排出体外，在温暖、适宜的环境里，卵可以存活两年之久。在这段时间内，如果卵被人吃到肚子里，就会在肠管里变成幼虫。这种幼虫很小，可以钻过肠壁，进入血液，到达肺部，再经支气管上行到达喉咽部，再被咽下，第二次进入后，才长期生活下去。一般蛔虫在肠内生存的时间为一年左右。

蛔虫对人体的损害

1.引起变态反应

在幼虫阶段，蛔虫可引起人体局部或全身变态反应，患者出现咳嗽、哮喘，甚至呼吸困难。有时患者也表现出过敏反应，出现荨麻疹、血管神经性水肿等。

2.影响食物的消化和吸收

大量蛔虫成虫生活在肠腔内，以肠腔内半消化食物为食，掠夺大量营养，严重影响儿童的发育和健康成长。蛔虫的存在影响和破坏了人体

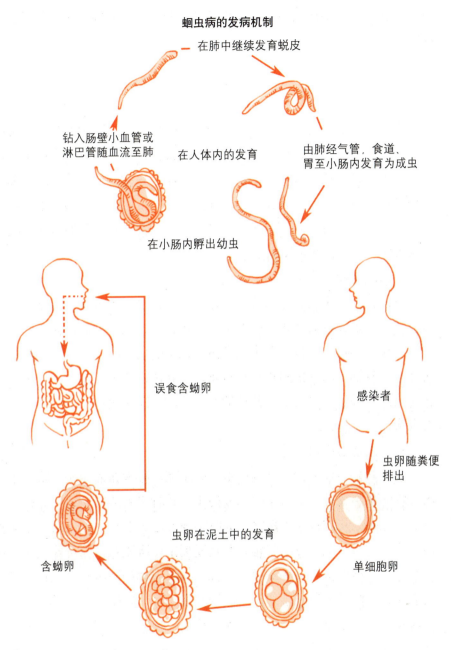

蛔虫病的发病机制

在肺中继续发育蜕皮

钻入肠壁小血管或淋巴管随血流至肺

在人体内的发育

由肺经气管，食道、胃至小肠内发育为成虫

在小肠内孵出幼虫

误食含蚴卵

感染者

虫卵随粪便排出

虫卵在泥土中的发育

含蚴卵

单细胞卵

的正常食物消化和吸收过程。

3.引起其他疾病

蛔虫在肠内一般是比较安静的，但是生活环境一旦发生某些变化，这些蛔虫就会乱钻或乱动，扭结成团，引起腹痛、梗阻（蛔虫性肠梗阻）或感染。如果蛔虫向上钻入胆道，就会引起胆道蛔虫症，甚至引起肝蛔虫症而致死亡。

青少年的肠蛔虫症

青少年，特别是男孩，多数都比较淘气，户外游戏时难免要接触泥土。尤其是在农村，青少年感染蛔虫的机会很多。一旦感染蛔虫后，患者常常会有一些异常表现，如睡觉爱咬牙、喜欢吃泥土等（医学称为"嗜异癖"）。有时患者脸上会出现蛔虫斑，这种斑为圆形白斑，也可出现在口唇上，有时眼睛的巩膜上也会出现斑点。最准确的诊断方法是检查粪便，如查到蛔虫卵即可确诊。

1.肠蛔虫症

肠蛔虫症的主要表现为反复发作的腹部疼痛，这多数是由进食不当而引起的。腹部疼痛多在肚脐周围，局部按压或热敷会使疼痛缓解，很少合并恶心或呕吐，也不会出现发热。在疼痛发作时，如果仔细触摸疼痛部位，有时可以触摸到条索状包块，这是由蛔虫团形成的。这种条索状包块经过触摸可以变形，甚至散开。此时，除了腹痛之外，患者一般很少出现其他症状。

2.蛔虫性肠梗阻

如果肠蛔虫症病情得不到缓解，蛔虫在肠腔内扭曲成团，阻碍了肠内容物的正常通过，发生了阻塞或梗阻，此时患者的肚子痛会变得异常剧烈，一阵一阵的痉挛性疼痛，同时出现恶心或呕吐，吐出物开始为胃内容物，其后可能为肠内容物，并且逐渐出现腹胀和排便排气停止。这时肠腔已经被堵得一点都不通了，称为"完全性肠梗阻"。肠腔内容物不能通过，肠腔憋得越来越粗，肠壁越来越薄，肠壁上的血管被压瘪，血流减少，严重时肠管将发生坏死，称为"绞窄性肠梗阻"。此时，患者的肚子用手轻按就会感到明显压痛，将压痛的手突然抬起，会出现再次疼痛，称为"反跳痛"，肚皮（腹壁）很紧张（硬），这些变化是急性腹膜炎的表现。如果用听诊器听肠子活动的声音几乎完全消失，一旦病情发展到这一步，必须立即手术治疗。

讲究卫生是杜绝感染蛔虫的关键

1.养成良好的卫生习惯

饭前便后要洗手，马虎不得。如果认真地做到"饭前便后洗手"，预防感染蛔虫的工作就完成了一大半。

2.搞好个人卫生

每个人都要注意清洁，勤剪指甲，不随地吐痰，更不能任意将痰液咽下。

3.及时检查

一旦怀疑可能感染蛔虫，应及时到医院检验粪便，力争早日确诊，以便合理地采取措施。

4.驱虫

一旦确定体内有蛔虫，要及时驱虫。目前常用的驱蛔虫药物有：

（1）枸橼酸哌嗪（驱蛔灵）

这种药物可以麻痹蛔虫的肌肉，使蛔虫失去附着在肠壁上的能力，随粪便排出体外。儿童服用剂量为每日100～160毫克/千克体重，1日量不得超过3克，连服2天，一般不必服泻药。

（2）左旋咪唑

这种药物是一种广谱驱虫药，能驱几种寄生虫。儿童服用剂量为每日2～3毫克/千克体重。

盲肠炎与阑尾炎

我们班长是女生，非常有领导能力。最近大家一连3~4天没看到她了，后来听老师说，她得了盲肠炎，住院做手术了。这可是大事，我们自发地组织了一个慰问团，推选出4名代表到医院去看她。大家回来说，医生说了，班长得的不是盲肠炎，而是阑尾炎，手术7天后就可以拆线，然后就可以出院回家了。那么，什么是盲肠炎？什么是阑尾炎？

盲肠和阑尾

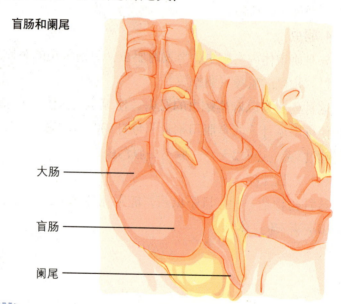

大肠

盲肠

阑尾

盲肠和阑尾

有很多人说"盲肠炎就是阑尾炎"，这种说法是错误的。

小肠与结肠（大肠）接合处向下突出的部分，称为"盲肠"，此处肠腔内有一个回盲瓣，它的作用是只允许小肠内容物进入结肠，不允许结肠内容物逆行返回小肠，以确保肠内容物单向运行。

在盲肠根部有一个向腹腔内突出的肠段，外观很像蚯蚓（要比蚯蚓粗），称为"阑尾"。一般草食动物的阑尾要比肉食动物的阑尾粗壮、发达。人的阑尾正常情况下有筷子那样粗，根部位置与盲肠关系相对固定，而尖部指向六个方向，形成六种位置。阑尾发炎，称为"阑尾炎"。

阑尾炎容易发炎的原因

阑尾长5～10厘米，直径为0.5～0.7厘米，远端为盲端，近端开口于盲肠。

阑尾容易发炎的原因为：

①供给阑尾血液的动脉是一条无侧支的终末动脉，当血运障碍时，易导致阑尾坏死。

②阑尾是一个淋巴器官，淋巴组织在12～20岁时达到高峰，有200多个淋巴滤泡，以后逐渐减少，到50岁后完全消失。阑尾内有很多滤泡，造成阑尾的内腔狭小，很容易发生堵塞。堵塞后腔内压力升高，血运发生障碍，导致发炎。

③阑尾腔堵塞，腔内细菌繁殖，分泌内毒素和外毒素，损伤黏膜，引发病变。

阑尾发炎的表现

阑尾炎最重要的临床表现是腹痛。

1.转移性腹痛

在腹痛开始时，转移性腹痛是上腹部（心窝部）疼痛，以后逐渐转移到右下腹部。

2.右下腹部固定性压痛

当腹痛由上腹部转移到右下腹部后，就再也不动地方了，一直固定在右下腹部，有明显的压痛。右下腹部的压痛，由于阑尾炎的病变程度而不同：

①如果阑尾炎病变程度较轻，炎症没有波及阑尾壁的全层，阑尾周围没有脓液，则表现为压痛，没有反跳痛，压腹壁出现疼痛后，不松手，片刻，突然将手抬起，会再一次出现疼痛。

②如果阑尾炎病变程度是中等，炎症已经波及阑尾壁的全层，阑尾周围有脓液，则表现为压痛，还有反跳痛和肌紧张，用手压腹壁出现疼痛同时，感到腹壁的肌肉紧张，变硬。

③如果阑尾炎病变程度是重度，炎症不仅波及阑尾壁的全层，而且出现穿孔或坏死，阑尾周围的脓液扩散到全腹部，则表现为压痛，反跳痛和肌紧张弥漫到全腹部。

急性阑尾炎除了上述的腹痛之外，还可能出现发热、恶心、呕吐等炎症的全身征象。

手术治疗阑尾炎

一旦确诊为急性阑尾炎，如果具备手术的条件，比如距离医院不远、医院的技术和设备不错、住院手术没有困难等，一般都主张尽早手术。阑尾切除手术是一个小手术，一般来说不会有什么危险。

不做手术的两种结果为：

1.病情加重

病情逐渐加重，最后形成化脓性阑尾炎、坏疽性阑尾炎、穿孔性阑尾炎或阑尾周围脓肿。再严重时，会发生泛发性腹膜炎，甚至形成腹腔脓肿。更为严重的是可能伴发化脓性门静脉炎，也就是沿着阑尾静脉引发腹腔内的门静脉发炎，直接损害肝脏，出现高热、肝大、黄疸。这些不仅大大增加了治疗困难，而且治疗的后果也不会令人十分满意，有时会有些后遗症。

2.变成慢性阑尾炎

病情渐渐好转，变成慢性阑尾炎，右下腹部会经常疼痛，还会影响食欲和全身状态。如果干扰了正常的工作或生活，还得接受手术治疗。

保守治疗方法

1.采用保守治疗的情况

采用非手术治疗，习惯上称为"保守治疗"，一般在出现下列情况时采用：

（1）暂时不具备手术治疗条件

在野外作业（测量或探矿等）、外出旅游过程中发病，距离城市很远，当地医院不具备手术条件，只能采用保守疗法。

（2）患者不适用急诊手术

患者患比急性阑尾炎严重和危险得多的病，例如急性心肌梗死、急性心力衰竭、肝性脑病等，此时医生必然将对阑尾炎的治疗放到次要位置，采用保守治疗。

（3）患者坚决不同意手术

现在医生对患者所患疾病的治疗，需要得到患者或家属的"知情同意"。医生有责任向患者或家属说明疾病的病情以及需要采用的治疗手段，在得到患者或家属的同意后，方能进行。如果患者或家属坚决不同意，那只能采取另外的治疗方法，当然，由此造成的不良后果由患者或家属负责。

2.治疗急性阑尾炎的药物

急性阑尾炎的非手术治疗方法，主要是药物治疗。

（1）采用抗生素治疗

采用抗生素治疗时，多用第三代头孢菌素，足以杀死细菌（主要是大肠杆菌）又无耐药性。另外，患者最好采用半卧位，吃一些清淡易消化的食物。

（2）中药治疗

早期采用大黄牡丹皮汤，加厚朴、红藤等；晚期用阑尾清解汤（银花、蒲公英、大黄、冬瓜仁、丹皮、木香、川楝子、生甘草）。另外，可配以针灸，取穴的穴位为足三里、天枢、合谷、曲池、内庭等。

大便出血

前几天，课间上厕所，晓晨大便后发现大便上有鲜血，这可把他吓坏了。他一天的课没有上好，总想便血是得了什么病。第二天妈妈带他去医院检查。医生听说是便血，态度和蔼地问："便血时疼不疼？"他说："不疼。"医生又问："大便干燥不？"他回答说："不干燥。"后来，医生带上胶皮手套，检查了晓晨的肛门和直肠，最后诊断，说他得的病叫"直肠息肉"，并预约过些天来做手术。

大肠的结构

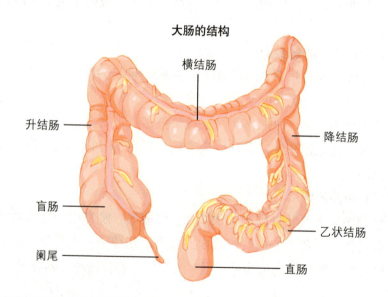

横结肠
升结肠
降结肠
盲肠
乙状结肠
阑尾
直肠

可能引起大便出血的疾病

大便出血，在临床医学中称为"便血"。由于出血的部位不同，便出血的颜色与形状也有很大不同，医生可以根据便出血的颜色与形状，推测出血可能发生病变的部位。

一般小肠或胃出血，由肛门排出时，多为黑色，呈黏糊状；结肠病变引发的出血，由肛门排出时，多为黏液血便；直肠或肛管病变引发的出血，由肛门排出时，多为鲜血，可附着在便条上，也可滴出。由此我们可以初步推测，大便出鲜血，应该是由发生在直肠或肛管的病变引起的。

发生在直肠或肛管的病变，其引发出血的常见病包括痔（主要是内痔）、肛裂和直肠息肉。这三个病各有特点：

①内痔好发于成年人，以无痛性便后滴鲜血为主要症状，有时出血呈喷射状，肛门指诊检查为阴性，将手指伸入肛门内，在肛管与直肠内摸不到异常肿物。

②肛裂，伴发出血有剧烈的排便疼痛，排便后这种疼痛会再次出现，呈痉挛性，常比排便时的疼痛更为剧烈。

③直肠息肉，少儿或学龄期多见，以无痛性排便出血为主要表现。

什么是直肠息肉

这里说的直肠息肉，主要是指"幼年型息肉"，它是一种非肿瘤性病变，常发生于幼儿或青春期儿童的结肠或直肠中，成人很少见。为什么会长息肉？医学界至今尚无一致意见，有人认为这种病与炎症刺激有关，也有人认为这种病具有一定的遗传基础。直肠息肉主要的表现为便血，多为鲜血，不痛。肛门指诊检查有时可以摸到圆形、光滑、豆粒大小的息肉，常有蒂（柄），活动良好。由于直肠息肉没有恶变倾向，所以多数主张采用保守疗法。幼年型直肠息肉可自行脱落。

直肠息肉的类型

1.肿瘤性息肉

肿瘤性息肉是最常见的直肠息肉，实际是一类腺瘤。这种类型的腺瘤在20岁以前很少见，多见于老年人，常常是多发性疾病，具有一定的恶变倾向。

2.增生性息肉

增生性息肉很小，常表现为一种"小赘疣"，常见，便血者不多。

3.家族性息肉病

家族性息肉病是一种少见的遗传病，在结肠和直肠中存在大量的腺瘤性息肉，如不治疗，最终几乎都会发展成为腺癌，很少在青春期以前出现。

除了幼年型息肉外，上述的三种类型都有程度不同的恶变倾向，就是说有一定的危险性。幼年型息肉没有恶变倾向，但必须注意小儿的直肠与结肠息肉样病变，也会出现某种突变，应对这些病变进行仔细的随诊观察。

治疗方法

随着生活水平不断提高，医疗条件逐渐改善，人们的健康意识也相应地强化。所以，人们对待直肠息肉的态度也越来越积极，多数主张手术切除，并同时做病理学检查，以明确其性质，利于以后的预防或治疗方向的选择与确立。

急性腹泻

我们班上的郭庆祥今天请假没来上课。后来听老师说，他星期天跟爸爸在路旁烧烤店吃烤羊肉串，回家睡到半夜，开始肚子疼，并开始排稀便，而且腹痛加重，还发热，至清晨排了5～6次。到医院后，医生说他得了中毒性肠炎，现在正在医院治疗。夏天吃东西一定要注意，防止病从口入。

腹泻（俗称拉肚子）是一种常见症状（不需要医生检查，患者自己就能感觉到的疾病表现，称之为"症状"），而不是一种疾病，很多病都会引起腹泻。腹泻有急性和慢性之分，我们在这里只讨论急性腹泻。青少年一旦发生急性腹泻，都可能是得了什么病?

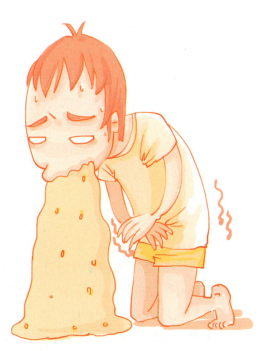

什么是急性腹泻

腹泻是指每日排出大便的次数明显超过平日习惯的排便次数，是胃肠道最常见的症状之一。急性腹泻一般表现为排便次数增多，大便多是不同程度的稀便或水样便，患者常伴有腹痛，这是由于肠痉挛引起的。一般急性腹泻的病程不超过2个月。腹泻超过2个月，称为"慢性腹泻"。

能够引起急性腹泻的疾病很多，大致可以分为五类：

①感染性腹泻，包括病毒、细菌、真菌、原虫和蠕虫等引起的腹泻。

②中毒性腹泻，包括化学毒物和生物毒物引起的腹泻。

③非感染性肠道病变引起的腹泻。

④药物引发的急性腹泻。

⑤全身疾病引起的腹泻。

对于青少年来说，引起急性腹泻的疾病主要是感染性腹泻和中毒性腹泻中的一部分。

1.细菌感染性疾病

（1）沙门菌肠炎

沙门菌在自然界有广泛的动物宿主，摄入染菌而未煮透的动物源性食物（如家禽、肉类、动物内脏等）是唯一的感染方式，发病的潜伏期为8～48小时，临床表现以发热、腹痛、腹泻为特征，大便多呈水样或糊状，有时含少量脓血，常有奇臭。

（2）副溶血性弧菌（嗜盐菌）食物中毒

这种中毒是最常见的一种食物中毒。引发食物中毒的食物主要是海产品或盐腌渍品。该病以青壮年患病为多，潜伏期一般为10小时左右，起病急剧，常伴有腹痛、腹泻、呕吐、失水、畏寒、发热等，腹痛多较严重，呈阵发性绞痛，腹泻每日3～20次不等，大便多为黄水样或黄糊便，有时可带黏液脓血，伴有呕吐，失水明显。

（3）葡萄球菌食物中毒

这种中毒的病原菌为金黄色葡萄球菌，引发食物中毒的食品主要是淀粉类，如剩饭、粥、米面等，发病以夏、秋两季为多，潜伏期一般为2～5小时，极少超过6小时，起病急剧，恶心、呕吐、中上腹部疼痛、腹泻。呕吐严重时，呕吐物可呈胆汁性，或含血和黏液，多伴有严重脱水，体温正常或略高。

2.生物毒物

（1）发芽马铃薯

每100克马铃薯含龙葵素仅5～10毫克，发芽的马铃薯含龙葵素增至25~60毫克，甚至高达430毫克，可以引起中毒。一般在食后数十分钟至数小时发病，先为咽喉和口内刺痒，继而出现恶心、呕吐、腹痛、腹泻等症状，重者因脱水和电解质紊乱而导致血压下降，甚至昏迷或抽搐。

（2）白果

白果是银杏科落叶乔木的种子。白果中毒多由儿童生吃或吃了未熟透的白果而引起，一般中毒剂量为10~50颗。中毒症状出现在食用后1~12小时，首发症状为恶心、呕吐，继而为腹痛、腹泻，随即有神经系统症状，如烦躁不安、恐惧怪叫、惊厥而肢体强直，甚至瘫痪，重者发生呼吸困难、昏迷。

（3）毒蕈（蘑菇）

全世界的毒蕈有上百种，我国已经发现80余种。毒蕈中毒可分为肠胃炎型、神经精神型、溶血型、中毒性肝炎型四类。其中，肠胃炎型的潜伏期为0.5~6小时，主要临床表现为剧烈腹泻和腹痛。

沙门菌肠炎引发急性腹泻的治疗

1.应急处理

（1）迅速纠正水和电解质失衡

对轻度或中度脱水者可采用口服补液，推荐的补液处方为糖20克、氯化钠3.5克、氯化钾1.5克、碳酸氢钠2.5克，加水1000毫升。严重者可进行静脉补液。

（2）禁食

腹痛和腹泻在禁食后能显著改善。

（3）用解痉剂药物治疗

常用于治疗这种腹泻的解痉剂药物为阿托品类药物。

（4）用抗分泌药物治疗

这类药物包括小檗碱、氯丙嗪、普萘洛尔、葡萄糖酸钙等。

2.腹泻的药物治疗

腹泻的治疗以病因治疗为本，以药物治疗为辅。不能盲目使用止泻药物，在使用止泻药物时要明确腹泻的原因。细菌感染性腹泻的治疗，以抗菌药物的应用为重要手段，常用的药物包括喹诺酮类、氨基糖苷类、头孢菌素类等。

1.注意饮食

青少年的急性腹泻绝大多数是由饮食不当引起的，一定要注意饮食卫生，不吃不清洁、不熟的肉类，不吃过期、不清洁的海鲜食品，不吃馊了的剩饭或其他面食。

2.加强宣传

加强宣传，发芽的马铃薯、白果、毒蕈（蘑菇）等不可随意采摘或食用，避免中毒。

3.及时就诊

一旦发生急性腹泻，应抓紧时间，就近就诊，尽早治疗，防止拖延而加重病情，导致出现生命危险。

急性肾炎

大约半个月前，小明嗓子痛，吃些药后嗓子渐渐好了，可是身体状态一直没有完全恢复。两天前，他开始发热、头痛、全身不适，早晨起床后，两个眼皮都肿得很明显。妈妈赶紧领着他去医院检查。医生简单地了解发病经过，紧接着给他量血压，又让他去检验科化验尿，结果发现有血尿。这时医生说："初步诊断是急性肾炎，需要住院治疗。"

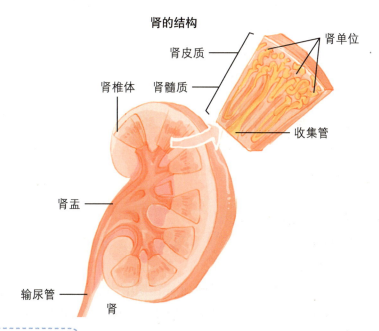

肾的结构

肾单位
肾皮质
肾椎体 肾髓质
收集管
肾盂
输尿管
肾

什么是急性肾炎

急性肾小球肾炎简称为"急性肾炎"，是由溶血性链球菌感染引起的急性肾小球病变，多见于儿童和青少年，以5～14岁多见，男女出现的比例为2∶1。

急性肾炎的病程多在1年内，如果病程超过1年，并有不同程度的肾功能障碍，则表示进入慢性阶段，称为"慢性肾炎"。

急性肾炎的临床表现差异很大，轻者可能没有症状，仅发现有镜下血尿（在显微镜下看到尿中有红细胞，肉眼看不出异常）；重者可呈急进性过程，短期内出现肾功能不全或尿毒症，甚至死亡。

1.典型表现

急性肾炎的典型表现为全身不适、乏力、食欲缺乏、发热、头痛、头晕、咳嗽、气急、恶心、呕吐和鼻出血等。其中，主要的表现为以下五方面：

（1）水肿

水肿一般仅出现在眼睑和颜面部，重者在2～3天内遍及全身。

（2）血尿

50%以上的血尿为肉眼血尿，也就是用眼睛就可以看到尿呈血色，持续1～2周转为镜下血尿。

（3）蛋白尿

有些患者可能出现蛋白尿。

（4）高血压

80%的患者有血压增高的情况。

（5）尿量减少

有些患者的尿量减少。

2.严重表现

（1）循环充血

由于水和钠的潴留，导致血浆容量增加，患者出现循环充血症状，如呼吸困难、端坐呼吸、颈静脉怒张、咳嗽，一般咳粉红色泡沫样痰，有时可引发心脏功能衰竭，使病情急剧恶化。

（2）高血压脑病

患者血压突然升高，收缩压可达150～160毫米汞柱，舒张压可达100～110毫米汞柱以上，同时出现剧烈头痛、呕吐、复视或一过性失明等症状，严重者出现惊厥或昏迷。

（3）急性肾功能不全

患者出现尿少或尿闭等症状，可引发尿毒症，病程一般不超过10天。

急性肾炎的检查项目

1.尿常规检查

尿蛋白可在＋至＋＋＋之间，显微镜下检查除有数量不等的红细胞外，还可见到透明管型、颗粒管型或红细胞管型。

2.血液检查

白细胞轻度升高或正常，血沉加快，抗链球菌溶血素"O"增加，血清C_3下降。

急性肾炎的治疗

1.休息

患者在急性期需要卧床2～3周，直到肉眼血尿消失，水肿消退，血压正常，才可下床作轻微活动。患者血沉正常后可上学，但应避免重体力活动，尿沉渣细胞绝对计数正常后可恢复体力活动。

2.饮食

有水肿和高血压的患者应限制食盐和水的摄入量。食盐一般以每天每千克体重摄入60毫克为宜。水不可摄入过多，出现尿毒症时，应限制蛋白的摄入。

3.抗感染

抗感染时采用青霉素，连用10～14天。

4.对症治疗

利尿可用氢氧噻嗪，降血压可用硝苯地平，急性肾衰竭要采用血液透析。

减肥与神经性厌食症

小玲最近迷上了减肥，她为了苗条而开始节食。她最近确实苗条了不少，可也不如以前那样活泼了，经常一个人坐在那里，不知道在想什么。她本来很正常的月经最近也不来了。这是不是因为减肥而得了什么病呢？

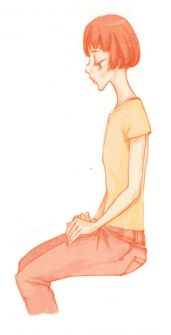

生长发育时期不要轻易减肥

青少年以其自然赋予的美，胜过一切人工的修饰。好端端的躯体，一定要把它变成"骨瘦如柴"，就好看了吗？减肥不是儿戏，任何轻率或不科学的减肥方法，都可能使人体受到伤害。

减肥不能只靠节食

人体肥胖是脂肪堆积的结果，脂肪堆积是脂肪过多的表现，造成脂肪过多的原因有两个：一是脂肪摄入过多，二是脂肪消耗过少。科学的减肥应从这两个方面入手，单一的减少脂肪摄入，也就是节食，显然会造成不小的伤害。

单一节食的危害：

①导致胃功能下降，营养素的吸收出现障碍。

②营养障碍会引起一系列的并发症，例如头晕目眩、四肢乏力、心跳加速等。长期节食会导致身体素质下降，为各种疾病的发生创造了条件。

③长期的节食会引发一定的心理压力，甚至形成家庭或社会应激与负面影响，导致进食习惯与行为异常，最终形成神经性厌食。

神经性厌食

神经性厌食是指有意节制饮食，导致体重明显低于正常标准的一种进食障碍。90%以上的患者是青少年女性，男性患者少见。发达国家发病率高于其他国家。随着生活水平的不断提高，物质供应的日益丰富，以及对"瘦为美"的追求，神经性厌食的发病率日益增高。

1.临床表现

神经性厌食的临床表现为：早期为主动性节食，减少每顿饭的进食量或减少每天进食次数，对进食逐渐缺乏兴趣，不吃动物性食品和主食，进而引发食欲日趋降低，甚至见到食物就恶心，最后发展到拒食、消瘦、内分泌代谢紊乱、心率变慢、血压下降、皮肤粗糙、闭经等。

2.神经性厌食的治疗

治疗时，首先要纠正营养不良，同时开展心理治疗，辅助药物治疗。

（1）纠正营养不良

患者要加强营养，增加体重，恢复身体健康。呕吐和拒食的患者应给予静脉补充营养，纠正电解质紊乱，同时帮助患者恢复正常饮食习惯，帮助患者自我监督并遵守治疗计划。

（2）心理治疗

心理治疗通常采用认知疗法、行为治疗、家庭治疗等方法。

（3）药物治疗

抗抑郁药物常选用5-羟色胺。

3.病程与预后

神经性厌食的病程常为慢性迁延性，能周期性缓解和复发，常常有持久存在的营养不良和消瘦。大约50%的患者治疗效果较好，表现为体重增加，躯体情况改善和社会适应能力改善；20%的患者时好时坏，反复发作；25%的患者始终达不到正常体重，迁延不愈；5%～10%的患者死于极度营养不良或其他并发症，也有患者因心境障碍而导致自杀。

风湿病

赵燕学习很好，但身体不好，大约有一周没来上课了。后来听说她住院了。我们几个人去看她，只见她躺在床上，发热，多汗，膝关节肿痛，不能下地活动，踝关节和肘关节也出现红肿。医生说她得了风湿病，要住院治疗一段时间。

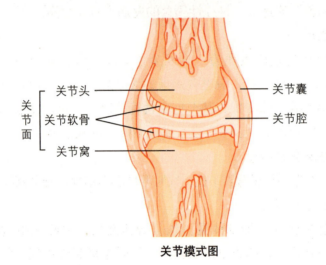

关节头 —— 关节囊
关节软骨 —— 关节腔
关节面
关节窝

关节模式图

什么是风湿病

风湿病是由于链球菌感染引起的，以累及多系统的全身结缔组织为特点的疾病。这种病青少年多见，女性多于男性。病变开始时主要损害关节，继而影响心脏。有人描述本病为"舔遍了全身关节，最后咬伤了心脏"。

风湿病的临床表现

1.一般表现
初期发热，伴有精神不振、乏力、食欲减退、面色苍白、多汗、鼻出血，有时还伴有腹痛。

2.关节表现

关节表现为多发性关节炎，以游走性、多发性为特点，多侵犯大关节，以膝关节、踝关节、肩关节、肘关节、腕关节受害明显，出现红肿、热、痛，以疼痛和功能障碍为主要症状，痊愈后可恢复，不遗留关节畸形。

3.心脏表现

心脏多出现心肌炎和心内膜炎，心率快、心音减弱、心脏扩大，严重者心力衰竭。

4.皮肤表现

（1）皮下结节

皮下结节常见于关节伸侧，豌豆大小，无痛，质硬，与皮肤不粘连。

（2）环形红斑

环形红斑多见于躯干和四肢屈侧，呈环形或半环形，边缘稍隆起，淡红色，环内皮肤正常。

治疗方法

1.一般治疗

患者在急性期要绝对卧床休息，至症状消失、血沉恢复正常时方可逐渐起床活动。

2.控制链球菌感染

采用青霉素肌肉注射，一般不少于2周。

3.抗风湿治疗

首选水杨酸制剂、阿司匹林，每天0.08~0.1克/千克体重，分4次口服，直至体温、血沉正常。

包茎

一天，爸爸领我去洗浴中心洗澡，本不想去，可是爸爸一再邀请，无奈，跟他去了。到浴池，开始还真有些尴尬。后来爸爸要看一下我的阴茎，我很勉强地让他看完，爸问我："平时有什么感觉?"我说："时间长，感到里边痒。"爸说："你这是包茎，要到医院去做手术。"我很纳闷，什么是包茎?

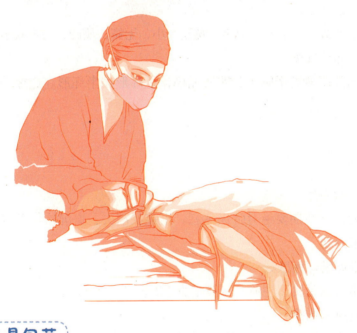

什么是包茎

1.包皮的类型

阴茎是男性的外生殖器官，外面有一层具有一定活动度的皮肤，其顶端皮肤称为"包皮"。按照包皮向上翻移的程度，将其分为三种类型：

①包皮不遮盖阴茎龟头，阴茎龟头可自然全部外露者，为正常包皮。

②包皮外口过小，紧箍阴茎头部，不能向上外翻者，称为"包茎"。

③包皮遮盖阴茎龟头，不能使阴茎龟头全部外露，尽量将包皮向上

翻移，阴茎龟头可完全外露者，称为"包皮过长"。

2.包茎的危害

①影响阴茎正常发育，常导致阴茎短小。

②包皮垢积聚引起包皮及阴茎头炎症（阴茎头包皮炎），常可引起尿道外口炎症、狭窄，阴茎头与包皮粘连，严重者引起尿路感染，以及肾功能损害。

③包茎内积聚的包皮垢，慢性刺激可诱发阴茎癌的发生。

什么是嵌顿包茎

对包茎患者，如果采用暴力，强行将包皮用力上翻，又未能及时复原，使狭小的包皮瘘箍在阴茎冠状沟上方，引起远端包皮和阴茎头的血液回流障碍，继而发生局部水肿和淤血，这种情况称为"嵌顿包茎"。

一旦发生嵌顿包茎，应立即采用手法复位，即用双手的2、3指轻提并固定阴茎与包皮，同时以双手拇指柔和用力，按压龟头，力争使其复原。复位过程切忌用力过猛，操作粗暴。如果因局部水肿严重，手法复位失败，应立即进行手术治疗，以防止发生龟头缺血坏死。

及早发现，尽早手术

包茎手术多采用包皮环切方法，这是一个很小的手术，有时患者都不用住院。在局部麻醉下，将过长的包皮环形切除，缝合即可。如果疑为包茎，应该尽早到医院请医生检查确诊，尽早手术，早日恢复，以一个健壮的身体，完成学业，踏入社会。

鞘膜积液

　　张晓宇是李明的好朋友，每天上学、放学他俩总是结伴而行，几乎是形影不离。一天，张爸爸要领张晓宇去医院看病，他害怕，要李明陪他。到医院才知道张晓宇看的病很特别，两侧阴囊一侧大、一侧小，大的那侧还摸不到睾丸，这是什么病?

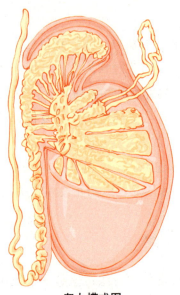

睾丸模式图

什么是鞘膜积液

　　阴囊里有睾丸，在睾丸的外面有一层坚厚的鞘膜，这层鞘膜的壁层和脏层之间形成一个密闭的腔隙，称为"鞘膜囊"。正常时鞘膜囊内仅有少量液体，使睾丸能进行一定的滑动，如果囊内的液体增多，则构成鞘膜积液。鞘膜囊内液体增多的原因有两个：一个是先天性的，称为"原发性鞘膜积液"，是由鞘膜分泌与吸收功能障碍所致；另一个称为"继发性鞘膜积液"，是由于损伤、某些感染或寄生虫病造成的鞘膜囊积液。其中，以先天性鞘膜积液较为多见。

鞘膜积液的临床表现

鞘膜积液的临床表现由于类型不同而不同，常见类型有四种：

1.睾丸鞘膜积液

睾丸鞘膜积液是最多见的一种，睾丸被鞘膜积液包裹，检查时摸不到睾丸，积液侧阴囊增大，触摸时有一种囊性感。

2.精索鞘膜积液

精索鞘膜囊内积液时，积液与腹腔或睾丸鞘膜囊都不相通，触摸为椭圆形肿物，其下方为正常的睾丸。

3.睾丸、精索鞘膜积液

积液发生在精索鞘膜囊与睾丸鞘膜囊内，二者相通。

4.交通性鞘膜积液

鞘膜囊积液可经一条小管与腹腔相通，患者站立时鞘膜囊内大量积液，阴囊增大，摸不到睾丸；患者平卧时积液流入腹腔，鞘膜囊内空虚，阴囊外观恢复正常，可摸到睾丸。

不论是哪一种的鞘膜积液，其共性的表现为：阴囊呈无痛性增大，患者自觉有下坠、胀痛不适，积液透光试验阳性，也就是用手电筒从阴囊肿物的下方向上方照射，用纸筒罩于阴囊上方观看，可见透光阳性。

鞘膜积液与疝气的区别

疝气有不同类型，其中腹股沟斜疝的疝内容物，在站立时自腹腔出发，通过腹股沟管（位于下腹部与大腿交界内侧有一先天性组织薄弱形成的管道样缝隙）进入阴囊，致使阴囊增大，外观类似梨形，平卧后消失。这一点与交通性鞘膜积液类似，二者极易混淆。最简单的鉴别方法有两个：

①让患者平卧，阴囊内肿物还纳，使阴囊处于空虚状态。这时用手压住腹股沟管的入口之后，让患者站立，如果没有肿物进入阴囊，阴囊呈正常状态，说明是腹股沟斜疝。让患者站立后，肿物照旧进入阴囊，阴囊呈增大状态，说明是交通性鞘膜积液。

②采用透光试验，阳性为交通性鞘膜积液，阴性为疝气。

治疗方法

鞘膜积液主要采用手术治疗。婴儿鞘膜积液有自然消退的可能，可暂不治疗。成人无症状的小鞘膜积液也不必治疗。

1.非手术治疗

幼儿的鞘膜积液明显，张力大，不能自行吸收者，可采用穿刺抽液治疗。抽液可以减少鞘膜腔内积液，防止张力过大影响睾丸的发育。对于穿刺后注入硬化剂的方法，医学界的意见尚不一致，不提倡。

2.手术治疗

常用的手术方式有：

（1）鞘膜开窗术

这种方式创伤小，易复发。

（2）鞘膜翻转术

这种方式常用，简单、效果好。

（3）鞘膜切除术

这种方式较常用，效果好。

（4）鞘膜折叠术

这种方式适用于鞘膜比较薄者。

（5）鞘状突高危切断及结扎

采用这种方式的同时行鞘膜翻转或切除术，适用于交通性鞘膜积液。

月经

　　最近一段时间，小丽班上的女生接二连三地来了例假。这对女孩来说可是一件大事。她们心里又是害怕，又觉得很新鲜，又没有准备，也不会处理，十分尴尬。妈妈告诉她们：不要害怕，所有的女孩都会来例假，说明女孩已经长大成人了。为什么女孩会来例假？

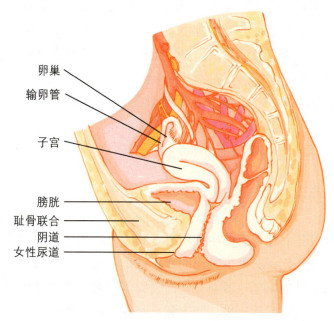

卵巢
输卵管
子宫
膀胱
耻骨联合
阴道
女性尿道

女性内生殖器模式图

月经是性成熟的象征

　　例假的意思是说一个月一次，又要休假了。这在生理上称为"月经"。月经的产生，要从女性排卵说起。女孩多在13～14岁初次来月经，称为"月经初潮"。这是生殖功能成熟的标志之一，说明体内的卵巢已经成熟，开始排卵了。女性一般每月排卵一个，一生中要排卵400～500个。

排出的卵子与精子相遇形成胚胎，然后发育成胎儿。排卵后，多数卵子没有机会遇到精子，也就形成不了胚胎，子宫做好的一切迎接胚胎的准备，自然就"白忙活了"，增厚的子宫内膜还得脱落，恢复到原来的样子，准备下个月再迎接精子。脱落的这些组织混合血液从阴道排出，就形成了"月经"。

月经的一般规律

月经每月一次，很有规律，形成"月经周期"。每个周期平均为28天，每次月经持续时间为"经期"，一般为3～5天。月经血呈暗红色，不凝固，出血多时可出现血凝块。每次月经血总量正常为30～50毫升，超过80毫升为月经过多。一般月经期无特殊症状，但是，在月经期间由于骨盆腔内充血，以及在某些激素的作用下，有些女孩可能出现下腹部及腰骶部下坠不适，或子宫收缩痛、乳房胀痛等，并可出现头晕、头痛、乏力、倦怠、神经系统不稳定等症状，也有的出现腹泻等消化功能紊乱症状。

月经期保健要点

月经是女性特有的生理现象，到了月经期，女性身体的各部分都会出现一些变化，其中最突出的变化就是：大脑皮层兴奋性降低，全身抵抗力比平时差；生殖器中子宫内膜脱落出血，子宫口张开，碱性的经血中和了阴道的酸性环境，阴道酸度降低，使天然屏障功能削弱。为此，月经期应注意：

1.爱护身体，不喝酒

月经期间，女性体内分解酶的活动能力低下，乙醇代谢能力下降，结果使得乙醇不易迅速从血液中排泄出去，而是变成了对身体有害的"酸性物质"。清除这些酸性物质加重了肝脏的负担，使引发肝脏机能障碍的可能性加大。女性经期饮酒引发肝损害或乙醇中毒的几率比男性多一半。另外，经期由于不断流血，身体虚弱，抵抗力较差，喝酒会加快血液循环，有可能导致月经量增多，如果饮凉啤酒，还可能引起痛经等。

2.注意补铁，少喝茶

经血会消耗掉不少体内的铁质，在月经期要多食用含铁质丰富的蔬菜和水果，例如菠菜、葡萄、苹果等。茶叶中含有高达50%的鞣酸，会妨碍肠黏膜对铁质的吸收，大大降低铁质的吸收程度，不宜于铁的补充。

3.防止出血，不拔牙、不手术

月经期常会影响人体血液的出血和凝血机制。在月经期，女性血小板会有较大变化，在月经的第一天降低，到第三天至第四天回升到原来的数目。另外，月经期间，子宫内膜可释放出较多的组织激活物质，将血液中的纤维蛋白溶酶原激活为具有抗凝血作用的纤维蛋白溶酶，使人体的出血倾向加大，在月经期手术或拔牙有可能造成出大血量或出血不止。

4.血流畅通，注意饮食

①不吃属性偏凉的食物，如冰品、冬瓜、茄子、丝瓜、黄瓜、冬瓜、蟹、田螺、海带、竹笋、橘子、梨子、柚子、西瓜等。

②少吃酸涩的食物，如酸梅、未成熟味酸的水果。

③不吃辛热食品，如油炸物、辣椒、胡椒、芥末等。

④多吃木耳、花生、核桃、大枣、桂圆、玫瑰花等，多喝红糖煮生姜，以平衡体内血液循环，促使血液流畅。

5.尽量不要洗头、不盆浴

女孩在经期尽量不洗头，如果非洗不可，尽量在中午洗，洗完头一定要立即吹干。经期切忌盆浴，以免受到污染，如果要洗澡最好用淋浴。

6.注意保温，多喝水

可以准备一个暖水袋，经期时随时捂住腹部。同时，可以用热水泡脚，促进血液循环。在经期还应多喝水，以帮助消化，使大便通畅。

贫血

　　王小茜从小养成了偏食的坏习惯，不仅不吃鱼肉，就连一些蔬菜（如菠菜、芹菜之类）也不愿意吃。她的身体一直很虚弱，常常无力，经常出现头昏的现象，有时还感觉心跳不适，脸色变得苍白，连口唇也有些苍白。上星期学校组织身体检查，医生说她贫血。这与偏食有关系吗？

血小板　　白细胞　　　红细胞

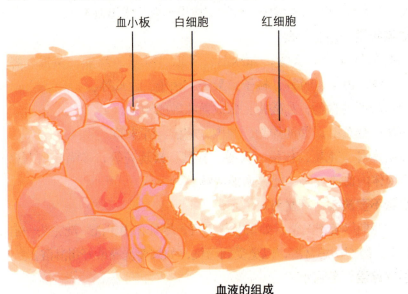

血液的组成

最常见的缺铁性贫血

　　贫血是指人体外周血中的红细胞容量减少，一般临床上常以血红蛋白（英文缩写为Hb）的浓度来表示。世界卫生组织规定6～14岁儿童外周血的血红蛋白每升低于120克（常表示为：＜120克／升）就应该怀疑为贫血。

　　铁是生成血红蛋白的重要原料之一，人体内铁不足，最终就会引起缺铁性贫血。贫血按照血细胞的大小和含有血红蛋白的多少，可以分成很多种。在我们国家，最常见的是小细胞低色素性贫血中的缺铁性贫血。据调查资料表明，10~17岁青少年的缺铁性贫血发病率为13.2%。

人体缺铁的原因

引起人体内缺铁的原因很多，大致可分为：摄入不足，吸收障碍，丢失过多。对于婴幼儿、青少年、妊娠和哺乳期妇女来说，发生缺铁性贫血的主要原因是摄入不足。大多数婴幼儿和妊娠妇女体内需铁量增加，如果不能及时补充，摄入相对不足，就会造成体内铁的缺乏。妇女在哺乳期，以大量乳汁哺育婴儿，铁的需要量必然增加。对青少年而言，造成铁缺乏的最主要原因是摄入不足，主要表现为偏食。

偏食，是指一个人对食物的选择性极高。偏食与不喜欢吃具有明显的界限，每个人的胃口不一样，喜欢或不喜欢吃什么是自然现象，但是，不喜欢吃，绝不是一点不吃。偏食者常常把自己偏爱食物的界限划的十分清楚，范围压缩得很小，不喜欢吃的食物一口不动。人体内铁摄入的最重要途径是食物，一个人如果有偏食的习惯，必然会有很多含铁丰富的食物也被"拒之门外"，从而导致贫血。

贫血的表现

贫血常见的表现为：疲乏、易倦、头昏、耳鸣、自觉心跳、食欲减退、面色苍白、脉搏加快等，有时会出现烦躁、易怒、注意力不集中，体格检查可以见到舌炎、舌乳头萎缩、口角炎、毛发干枯、脱落、皮肤干燥、指（趾）甲缺乏光泽，重者指甲变平，甚至凹下呈勺状（匙状甲）。贫血时间长了，还会引发某些重要脏器的功能下降，如心脏功能障碍，表现为心脏病。

治疗方法

1.病因治疗

偏食是青少年缺铁的病因，要从治病的角度对待、纠正不良的偏食，充分认识偏食对人体生长发育和健康的重大影响，提升健康意识，强化素质理念，发自内心地、主动地与不良习惯与生活行为作斗争。青少年要在家庭的关怀和支持下，主动配合，多吃含铁量高的食品。按铁含量多少，将常见食物排列为：黑木耳、海带、芝麻酱、猪肝、牛肝、鸡肝、蛤蜊、豆腐乳、黄豆、红豆、蚕豆、芹菜、姜、虾皮等。

2.补铁治疗

补铁的药物，首先选用口服铁剂，如琥珀酸亚铁0.1克，每日3次，餐后服用胃肠道反应小且易耐受。一般用药2个月左右血红蛋白即可恢复正常，在血红蛋白恢复正常后，至少还要持续4~6个月，等待抽血化验铁蛋白正常后，方可停药。谷类、乳类和茶等会抑制铁的吸收，鱼类、肉类和维生素C可加强铁的吸收。

白血病

张小磊是班上有名的淘气鬼，最近却有些发蔫。他还说自己头痛，全身没劲，感觉十分疲劳，鼻子还经常出血，有时刷牙也出血。后来到医院检查，医生说他得了白血病，需要住院治疗。听说这个病很不好治，这可怎么办呀？

肝脏的结构

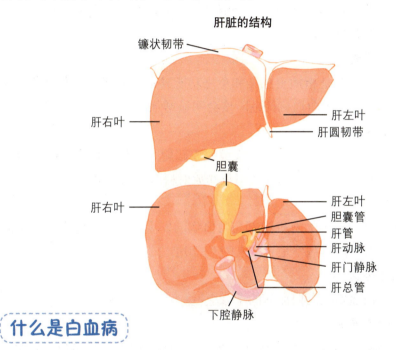

镰状韧带

肝右叶

肝左叶
肝圆韧带

胆囊

肝右叶

肝左叶
胆囊管
肝管
肝动脉
肝门静脉
肝总管

下腔静脉

什么是白血病

在我国，每10万人中有2.76个白血病患者。对于青少年和35岁以下的成年人来说，白血病在恶性肿瘤所致的死亡率中占第一位。

人的血液中有两种血细胞，一种是无核的红细胞，另一种是有核的白细胞。白细胞又分为中性粒细胞、嗜酸性粒细胞、嗜碱性粒细胞、单核细胞、淋巴细胞等五类。这些白细胞在人体中有一定的寿命，中性粒细胞在血液中生存4～5天后衰老死亡，会有新生的白细胞来代替。一旦某一种白细胞失去这种增殖控制，该死亡的不死，以致白细胞大量增生累积，数目增加，就构成白血病。

白血病根据增生的速度不同，分为急性和慢性两种。根据增生的白细胞种类不同，急性白血病（AL）分为急性淋巴细胞白血病（ALL）和急性粒细胞性白血病（AML）；慢性白血病（CL）分为慢性淋巴细胞白血病（CLL）和慢性粒细胞性白血病（CML）。在我国，急性白血病（AL）多见。在成年人中，急性粒细胞性白血病多见，青少年以急性淋巴细胞白血病多见。

患白血病的原因

人类患白血病的病因尚不完全清楚。一般认为，患白血病可能与以下五方面因素有关：

1.生物因素

生物因素主要是指病毒感染和免疫功能异常，如某些患有自身免疫性疾病的患者，其患白血病的危险度会明显增加。

2.物理因素

物理因素包括X射线、γ射线等电离辐射，有导致白血病的可能。医院放射线科医生白血病的发病率是非放射科医生的10倍。

3.化学因素

多年接触含有苯的有机溶剂与白血病的发生有关，接触含苯胶水的制鞋工人的白血病发病率是正常人的3～20倍。

4.遗传因素

家族性白血病约占白血病的千分之七。

5.其他血液病

某些血液病最终可能发展为白血病，如骨髓增生异常综合征、淋巴瘤、多发性骨髓瘤等。

白血病的临床表现

各种类型白血病的临床表现不完全相同。青少年最容易得的是急性淋巴细胞性白血病，其临床表现为：

1.发热

发热为早期表现，可低热，也可高热达39℃～40℃，常有继发性高热，如口腔炎、牙龈炎、咽峡炎等。

2.出血

出血可发生在全身的各个部位，较常见的为皮肤淤斑（出血斑）、鼻出血、牙龈出血等。如果出血发生在头颅内，会出现头痛、呕吐、昏迷，严重者可以死亡。

3.淋巴结和肝脾肿大

可以发现患者颈部、腋窝、腹股沟（大腿根）等处的淋巴结肿大、硬，医生检查可以发现肝脏和脾脏均肿大。

4.骨和关节头痛

一般在前胸的胸骨下段局部有慢性压痛，骨痛也可发生在大腿骨，而且还有关节头痛。

5.牙龈增生

牙龈出现增生、肿胀。

6.头痛

头痛最常见，有的可伴有头晕、呕吐、颈项强直（脖子发硬）、抽搐、昏迷。

确诊白血病的特殊检查

在医院进行血液化验检查时，一般是抽取静脉血，将其涂抹在玻璃片上，再在显微镜下进行细致观察。如果见到白细胞很多，计数量超过每升 10×10^9，可以怀疑为白血病。确诊白血病要进行骨髓穿刺，从骨髓中抽取一点骨髓液在显微镜下观察，分清各类细胞的形态和数量，做出报告，这就是"骨髓象"。医生根据报告，确定诊断。

白细胞的治疗方法

1.一般治疗

（1）紧急处理高白细胞血症

白细胞计数每升大于 200×10^9，称为"高白细胞血症"。此时，患者可出现呼吸困难、反应迟钝、语言不清、颅内出血。急救的首选方法是使用血细胞分离机，将过多的白细胞清除，同时给予化疗（给予抗白血病的化学治疗药物）和水疗（补充液体，稀释白细胞浓度）。

（2）抗感染

白血病患者极容易发生感染性疾病，要加强抗感染治疗。

（3）维持营养

白血病是一种严重消耗性疾病，应给予患者高蛋白、高热量、易消化的食物食用。

2.抗白血病治疗

（1）第一阶段——化疗

可用长春新碱和波尼松组成治疗方案，缓解症状。

（2）第二阶段——造血干细胞移植

经过40余年的不断发展，造血干细胞移植（HSCT）已成为临床有效的治疗方法。每年全世界移植病例数都在增加，接受移植的患者无病生存最长的已经超过了30年。我国造血干细胞捐献者资料库有29个省级分库，登记在册并配型达60多万人，为我国的造血干细胞移植创建了坚实的基础。

糖尿病

郑刚在班级里个头最高，年龄最大，大家都很喜欢他。大约在半个月前，他感觉自己的饭量大增，身体却逐渐消瘦，排尿增加。后来，他在家昏迷了。到了医院，医生说他得了糖尿病。现在他的身体状态完全恢复了，可是没有上学。都说成年人或老年人容易得糖尿病，怎么青少年也会得这种病？

多数人认为，青少年不会得糖尿病，其实这种看法是错误的，至少是片面的。Ⅰ型糖尿病青少年并不少见，Ⅱ型糖尿病的发病也正趋向于低龄化，在青少年中发病率逐渐升高。青少年得了糖尿病常常要比成年人严重。根据调查统计分析，糖尿病患者的死亡率较非糖尿病患者高11倍。

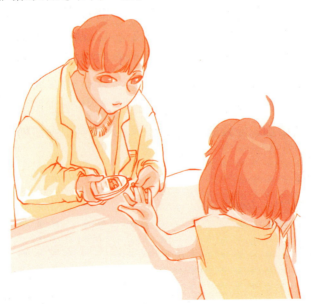

什么是糖尿病

按照字面解释，糖尿病就是尿中有糖，这样理解是错误的。正常人或某些特殊情况下的人（如妊娠的女性）尿中可以出现糖，但血中糖的含量并不高，这并不是糖尿病。诊断糖尿病的依据不是尿糖，而是血糖。

引起人体内血糖升高的原因很多，也不一定见到血糖升高就是糖尿病，还要看两方面：一是什么原因引起的血糖升高，二是血糖升高到什么程度。

那么究竟什么是糖尿病呢？首先，血糖升高的原因是体内胰岛素相对或绝对不足。其次，血糖升高程度要达到或超过空腹血糖。空腹血糖是指吃饭之前抽血检查得到的血糖水平。

糖尿病的发生与分型

1.发生

血糖升高是由于体内胰岛素相对或绝对不足而引起的。那么，为什么人体内会发生胰岛素相对或绝对不足呢？

人体腹腔内有一个胰腺，在胰腺内分布着数百万个"朗格汉斯小岛"（称为"胰岛"），在胰岛内有 β 细胞分泌和储存胰岛素，还有 α 细胞分泌和储存胰升糖素。正常的胰岛可以精确地根据人体血液内血糖水平的高低，控制和调节胰岛素（使血糖降低）与胰升糖素（是血糖升高）的分泌，保证血糖维持在一个稳定状态。如果胰岛 β 细胞被破坏，就会造成胰岛素分泌不足（绝对不足）。由于某种原因造成人体对胰岛素的需求量增加，导致胰岛素相对不足，也会引发血糖升高，这就产生了糖尿病。

2.分型

糖尿病可以分为两类：

（1）Ⅰ型糖尿病

胰岛素绝对不足引起的糖尿病，称为"Ⅰ型糖尿病"。在我国14岁以下儿童中，Ⅰ型糖尿病发病率为0.57/10万。这种糖尿病可以发生在任何年龄段，以青少年居多。Ⅰ型糖尿病发病较快，病情进展迅速，相对严重。

（2）Ⅱ型糖尿病

胰岛素相对不足引起的糖尿病，称为"Ⅱ型糖尿病"。Ⅱ型糖尿病常见于肥胖伴高血压或高血脂的成年人。

糖尿病的临床表现

1.基本表现

糖尿病的基本表现为"三多一少",即多尿、多饮、多食、体重减轻(消瘦)。

2.类型特点

(1) Ⅰ型糖尿病

青少年患者起病急,症状明显,诊治不及时可出现昏迷(糖尿病酮症酸中毒),多数需要注射胰岛素维持生存。

(2) Ⅱ型糖尿病

患者起病缓慢,症状相对较轻,少数因出现并发症才就医,常有家族史,而且多与肥胖症、血脂异常、脂肪肝、高血压、冠心病等相伴发生。

糖尿病并发症

糖尿病本身很少给患者造成生命威胁,但其并发症严重影响患者的正常生活,以致损害人体重要脏器功能,从而导致死亡。

糖尿病的并发症主要有三大类:急性严重代谢紊乱、感染、慢性并发症。其中,慢性并发症分为以下几种:

1.大血管病变

因为糖尿病促进动脉粥样硬化发病率高,年轻患者增多,病情进展快,所以患者患高血压和脑血管病的人数明显增多。

2.微血管病变

微血管病变是糖尿病特有的并发症,常见的继发病变有:

(1) 糖尿病肾病

糖尿病肾病多见于患糖尿病超过10年以上的患者,是Ⅰ型糖尿病患者的主要死亡原因,开始表现为尿里出现蛋白,最后可出现尿毒症,患者因肾脏功能衰竭而死亡。

（2）失明

糖尿病病程超过10年，可引发视网膜出血或视网膜病变而导致失明。

3.糖尿病与末梢神经炎

糖尿病患者出现神经系统并发症，主要表现为：

（1）中枢神经病变

这种病变会加速脑老化，出现老年性痴呆。

（2）周围神经病变

这种病变最常见，多见于下肢疼痛、感觉过敏，进一步发展可出现肌肉无力、萎缩，甚至瘫痪。

（3）自主神经病变

这种病变影响胃、肠功能，表现为腹泻或便秘，影响心脏血管，表现为心跳快，出现直立性低血压等。

4.糖尿病足

患者足部皮肤干燥或发凉，出现溃疡或坏疽。

糖尿病的检查

1.检测空腹血糖（FPG）

患者在8～10小时之内没有吃饭的状态（空腹）下采血，血糖正常值为3.9～6毫摩尔/升。如果血糖值大于或等于7毫摩尔/升，应考虑为糖尿病。

2.口服葡萄糖耐量试验（OGTT）

医生给被测者75克无水葡萄糖，口服后2小时再测定血糖值，血糖值正常应小于7.7毫摩尔/升。如果血糖值等于或大于11.1毫摩尔/升，应考虑为糖尿病。

治疗方法

糖尿病的治疗不能单纯依靠药物，要进行全面的治疗，运动、饮食、药物三个方面，缺一不可。

1.运动

要根据医生的指导运动，根据年龄、性别、体力、病情等不同条件采用不同的方法，循序渐进，长期坚持。

2.饮食

饮食治疗是糖尿病的重要治疗基础，应长期严格执行，同样要在医生的指导下进行。科学的饮食治疗基本内容包括：先计算出患者每天所需要的总热量是多少，再根据总热量的大小考虑各种饮食成分的分配，主要是碳水化合物（主要是糖）、脂肪和蛋白质三大营养素的分配，根据糖尿病的病情进行合理的调整，并制定出每日三餐分配计划。

3.药物

（1）口服降糖药物

这类口服药物从不同的角度出发，起到降低血糖的作用，主要选用促进胰岛素分泌的药物，如格列本脲；增加胰岛素敏感性的药物，如罗格列酮；抑制肝脏内葡萄糖向外输出的药物，如二甲双胍。选择药物时要听从医生的指导性建议，并在使用中不断调整用药处方。

（2）胰岛素制剂

这类药物主要为注射用药，适用于Ⅰ型糖尿病、糖尿病急症和各种严重的糖尿病并发症。

肝豆状核变性

这学期开学，小芳觉得写字时右手有些震颤，而且她的眼角膜还出现了角膜环。爸爸、妈妈领她去看病，经过化验检查，医生说她得的是遗传性疾病，叫做肝豆状核变性。这到底是什么病?

什么是肝豆状核变性

肝豆状核变性是由铜代谢障碍导致的脑基底节变性和肝功能损害疾病，在1912年由Kinnear Wilson首先作了经典的描述，所以这种病又称为"Wilson病"。肝豆状核变性是一种常染色体隐性遗传的家族性疾病，最常侵犯儿童或青年人。如果不及时治疗，急性患者会在数个月内死亡，慢性患者可活数十年。

正常人体每日依靠饮食摄入的铜量为2～5毫克，从肠道吸收的铜立即与血清蛋白结合，进入肝脏后，一部分经胆管到肠道由粪便排出，另一部分由尿排出，仅一小部分铜留在体内，这些铜与某些酶的合成有关。肝豆状核变性时，在显微镜下可以见到大量的铜沉淀在肝脏内。同时，在脑和眼角膜也有铜的沉着，沉积在脑中的铜会引起震颤，沉积在眼角膜中的铜则形成角膜色素环，称为"K-F环"。

肝豆状核变性的临床表现

肝豆状核变性多在7～15岁发病，称为"少年型"，也有在20～30岁发病的。

1.震颤

肝豆状核变性最早出现的症状是震颤，常从一个手开始，先为细小的震颤，以后逐渐变得明显，继而从一个肢体开始扩大到其他肢体，甚至引起躯干肌肉震颤。震颤使患者四肢屈曲，足内翻，手指不能伸直，如果影响到咀嚼肌肉，还会引起咀嚼和吞咽困难，以致垂涎外流。

2.精神

患者在精神方面会表现出记忆力减退、注意力不集中、不活泼，严重时出现痴呆。

3.角膜K-F环

角膜K-F环对肝豆状核变性的诊断很有意义，这是一种具有特异性的改变。角膜K-F环位于角膜与巩膜交界处，在角膜的内表面上，呈绿褐色或黄褐色，外缘清晰，环宽1~3毫米，并不影响视力。

4.消化系统

患者消化不良、呕吐、低热，肝脏轻度增大，脾脏常可触及。

5.骨骼

患者的骨骼出现骨质疏松。

辅助检查

肝豆状核变性依据病史和临床表现，基本可以确诊，为慎重起见，还应进行辅助检查。

1.化验检查

化验检查具有体征性的改变项目有：

（1）尿铜量测定

尿铜量增高。

（2）血清总铜量测定

血清总铜量降低。

（3）血清铜蓝蛋白量测定

血清铜蓝蛋白量降低。

（4）血清"直接反应铜"量测定

血清"直接反应铜"量增高。

（5）血清铜氧化酶活性测定

血清铜氧化酶活性降低。

2.影像学检查

CT显示患者双侧豆状核区低密度，大脑皮质萎缩。

治疗方法

肝豆状核变性治疗的基本原则是低铜饮食，用药物减少铜的吸收和增加铜的排除。

1.控制饮食

①限制摄入含铜量大的食物，尽量减少铜的摄入，含铜较多的食品包括坚果类（如榛子、开心果、松子等）、巧克力、豌豆、玉米、香菇、贝类、螺类、蜜糖、动物肝和血等。

②适当增加摄入促进尿铜排泄的食物，如高氨基酸和高蛋白的食物。

2.药物治疗

①D-青霉胺是治疗肝豆状核变性的首选药物，可以促使铜自组织沉积部位清除，首次用药时应作青霉素过敏试验，没有过敏反应的人才能用药，患者必须持续终生用药。

②四环硫代钼有辅助治疗作用，大多数早期治疗的患者完全或近于完全缓解，但是，必须持续终生用药。

先天性脑血管畸形破裂

张凯的身体很棒，平时很少得病，就是脾气不太好。一天，课间休息，因为一点小事他和后排坐的女同学吵起来，气还没消就上课了。上课当中，他突然头痛，面色苍白，头出冷汗，呻吟不止。刚到医院，张凯就有些昏迷了，手脚乱动，像抽风似的。医生简单地检查之后，送入抢救室，说是脑出血。青少年也会得脑出血吗？

青少年也会得脑出血

中风和偏瘫是老年人的多发病，急性脑出血导致死亡的情况非常多。老年人常有动脉粥样硬化和高血压等疾病，血管容易发生破裂（出血）或栓塞（缺血）。青少年较少发生脑血管疾病，但不是说绝对没有。青少年发生的脑血管疾病的病理基础主要是先天性脑血管畸形。

颅内血管畸形占证实的颅内肿瘤的1.5%~4%，与颅内动脉瘤的发病率相比，只有颅内动脉瘤的1/6，可见脑血管畸形并不是多发病。脑血管畸形平均发病年龄较小，20%的病例是在20岁以前发病。青少年不应忽视脑出血，一旦发病，后果多较为凶险。

脑出血的突出表现

脑血管畸形，又称为"脑动静脉畸形"，发病后的典型症状为头痛、癫痫发作、进行性瘫痪和突发出血症状等。

1.头痛

60%以上的患者有长期的头痛史，常为偏头痛。患者病变出血时，头痛一般更剧烈，发病多以情绪激动为诱因，可引起血压急骤上

脑血管

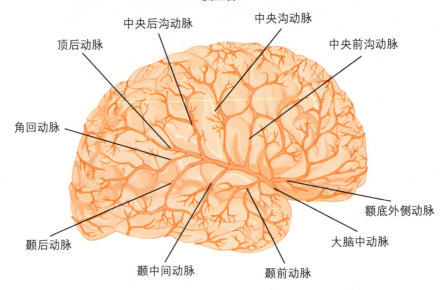

升，伴有呕吐。

2.癫痫

半数以上的脑血管畸形患者有癫痫，以局限性癫痫（抽搐）为多，也可见到全身性癫痫。伴随病情的发展，抽搐的肢体逐渐出现瘫痪。

3.出血症状

大多数患者以蛛网膜下腔出血为主要表现，还有起病急、劈裂样疼痛、面色苍白、出冷汗、恶心、呕吐、意识障碍等现象。轻者神志模糊，重者昏迷，脉搏加快，呼吸无显著改变，体温开始正常，24小时后逐渐发热，检查可见脑膜刺激征阳性。

除上述常见症状外，患者还可能出现肢体瘫痪、智力减退、突眼等。

脑血管畸形导致脑出血的确诊

青少年以情绪激动、过度劳累为诱因，能够突发剧烈头痛、恶心、呕吐、意识障碍、局限性癫痫等颅内出血征象，此时应考虑脑出血为脑血管畸形所致。颅脑CT检查和脑血管造影检查可以提供重要的诊断依据，并为进一步治疗提供重要线索。凡是怀疑有脑血管畸形的患者，禁忌做脑室造影或脑的直接穿刺，以免引起出血。

脑血管畸形导致脑出血的治疗方法

1.内科治疗

脑血管畸形导致脑出血的主要目的是防止或制止出血、控制癫痫发作及缓解症状，具体方法为：

①调剂日常生活，如调整饮食、避免烟酒、通畅大便、改善睡眠等，排除不良精神因素。

②给予抗癫痫药物，控制癫痫发作。

③放射治疗可使周围血管收缩，减少出血机会。

2.手术治疗

①直接手术，彻底切除病变。

②间接手术，结扎颈部的主要供应动脉，减少血管畸形的供血。

③人工栓塞法。

癫痫

上星期四下午，在上体育课时，邻班的陆良突然尖叫一声，摔倒在地，紧接着抽风，不省人事，面色青紫，口吐白沫，舌头都咬破了，口角流出鲜血，看起来非常吓人。过了5分钟，他的抽搐渐渐地缓和了。过了一段时间，他慢慢坐起来，用呆滞的眼光看着同学。他妈妈说，这是癫痫发作了，这次犯病后，必须到医院好好地治疗。

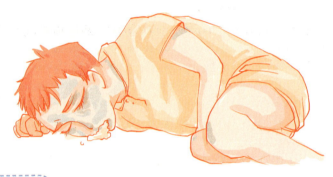

癫痫的病因

1.特发性

这类癫痫并不清楚是怎么发生的，其中有些患者具有一定的遗传倾向，除此之外没有其他明确病因。

2.症状性

这类癫痫是由各种明确或可能的中枢神经系统病变所致，如颅脑外伤、脑肿瘤、脑血管疾病、中枢神经系统感染性疾病等。

3.隐源性

这类癫痫的临床表现为症状性癫痫，但是未找到明确病因，也可能在特殊年龄段起病，这类患者占相当大的比例。

4.状态关联性

这类癫痫发作与患者所处的特殊状态有关，如高热、缺氧、电解质失调、药物过量、长期饮酒戒断等。在这种情况下，一般只称为癫痫发作，而不诊断为癫痫。

癫痫发作的原因

60%～80%的患者癫痫首次发作在20岁以前，不同年龄组的发病原因不同：

1.0～2岁

病因多为出生前后受到的损伤、先天性疾病、代谢性疾病。

2.2～12岁

病因多为急性感染、特发性代谢、发热性惊厥。

3.12～18岁

病因多为特发性癫痫、颅脑外伤、血管畸形、出生前后受到的损伤。

4.18～35岁

病因多为颅脑外伤、脑肿瘤、特发性癫痫等。

5.35～65岁

病因多为脑肿瘤、颅脑外伤、脑血管疾病、代谢障碍。

6.大于65岁

病因多为脑血管疾病、脑肿瘤等。

从以上的年龄段分类可见，在青少年（12～18岁）发生的癫痫中占第一位的是特发性癫痫。

特发性癫痫的临床表现

特发性癫痫的病因不明，暂时不能确定脑内器质性病变者，主要由遗传因素所致，表现为部分性或全面性发作，用药物治疗效果较好。

1.部分性发作

部分性发作又称为"局灶性发作"。根据发作过程是否有意识障碍，这种发作分为：

（1）单纯部分性发作

单纯部分性发作时，患者无意识障碍，发作持续时间较短，一般不超过1分钟，起始与结束均较突然。

具体表现分四种：

①部分运动性发作，多数表现为局部抽动，涉及一侧面部或肢体远端，如口角、大拇指、眼睑、足趾等。

②部分感觉性发作，体觉性发作表现为肢体麻木感和针刺感，也可表现为视觉性（如闪光或黑蒙）、眩晕性（如眩晕感、漂浮感、下沉感）。

③自主神经发作，表现为多汗、面红、立毛、瞳孔散大、呕吐、烦渴等。

④精神性发作，表现为记忆扭曲、情感异常、幻觉、错觉。

（2）复杂部分性发作

复杂部分性发作时有不同程度的意识障碍，具体表现分为以下三种：

①意识障碍，多为意识模糊，少为意识丧失。

②意识障碍与自动症，如进食样自动症、手势性自动症、词语性自动症、走动性自动症等。

③意识障碍与运动，如各种特殊姿势。

2.全面性发作

患者全面性发作伴有意识障碍的强直——抽搐，突然意识丧失，常伴有一声大叫而摔倒，全身肌肉强直性收缩，面色青紫、眼球上翻、持续10～30秒后，转为震颤，出现一张一弛交替抽动，抽动逐渐变慢至终止，全身肌肉松弛，发生尿失禁，逐级苏醒。患者意识模糊，进入昏睡状态，数小时后完全清醒，头痛、全身酸痛，对发作过程全无记忆。

除上述典型发作之外，癫痫发作还表现为强直性发作、阵挛性发作、失神发作、失张力性发作等不同类型。

特发性癫痫的治疗

癫痫的治疗，不仅要完全控制癫痫发作，还要使患者获得较高的生活质量或回归社会。目前，癫痫治疗仍以药物治疗为主。

首次发作患者在查清病因前通常不宜用药，待到下次发作时再决定是否用药。发作间期长于一年，有乙醇或药物刺激等诱因，不能坚持服药者，可不用抗癫痫药物；如一年中有两次或多次发作，可酌情用单药治疗。

抗癫痫药物主要有两大类：

1.传统的抗癫痫药物

这类药物包括苯妥英、卡马西平、丙戊酸钠、苯巴比妥、扑痫酮、乙琥胺、氯硝西泮等。

2.新型的抗癫痫药物

这类药物包括托吡酯、拉莫三嗪、加巴喷丁、非尔氨酯、氨基烯酸等。

选择药物是一个比较复杂而慎重的问题。药物的选择与癫痫类型和患者的个体有密切关系，要请医生协助。

脊柱结核

最近张晓光穿了一件很漂亮的连衣裙，大家无意之中看到她的后背大梁骨上有一个小包。张晓光回家把这件事告诉了妈妈。第二天她妈妈领她到医院检查，医生说她得了脊柱结核，不能继续上学了。脊柱结核这么可怕吗?

脊柱的组成

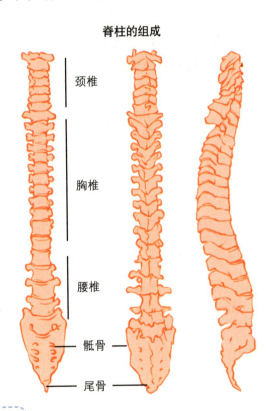

颈椎

胸椎

腰椎

骶骨

尾骨

脊柱的作用

脊柱是人体的"脊梁"，人体不论是站位还是坐位，不论是运动还是静止，它都承受着重大的压力，以维持人体的正常姿势与活动，确保人体稳定与活动的平衡与协调。同时，脊柱也为胸腔与腹腔内的多种内脏器官的正常功能维持奠定较坚实的基础。脊柱在承受持续不断的压力作用下，在完成各项活动的过程中，难免要遭遇到不同程度的各类损伤而产生各种病理改变。其中最常见的就是脊柱结核。脊柱结核占全身关节结核的第一位。

脊柱结核发生的原因

脊柱结核在青少年中多见，30岁以后发病率明显下降。脊柱结核几乎都是继发性结核病变，也就是说，这种结核是由其他部位的结核感染而来，其中最常见的是肺结核。

脊柱由多个椎体连接而成，每一个椎体可以分中心和周边两大部分。从发病的角度来看，脊柱结核常见的有两种：

1.中心型椎体结核

中心型椎体结核多见于儿童，好发于胸椎。

2.边缘型椎体结核

边缘型椎体结核多见于成人，好发于腰椎。

脊柱结核的临床表现

脊柱结核最先出现的症状是疼痛，开始时疼痛并不严重，休息后疼痛可以减轻，劳累后可造成疼痛加重。轻微的疼痛常不影响睡眠，多不引起患者的关注，随着病情进一步发展，睡眠时也会出现疼痛。青少年多发的胸椎结核可出现背痛，病变部位逐渐显示有脊柱成角后突畸形。

影像学检查

1.X线检查

这种检查方法简单、低廉，常为首选。在X线片上，可以见到骨质破坏和椎间隙狭窄。中心型脊柱结核的骨质破坏集中在椎体中央，很快被压缩成楔状，前窄后宽，突出明显；边缘型脊柱结核的骨质破坏在边缘，侵犯椎间盘，后突不明显。

2.计算机断层扫描摄影（CT）

这种检查方法可以清晰地显示出病灶部位，即使有很小的脓肿也可发现。

3.核磁共振（MRI）

这种检查方法具有早期诊断价值。

脊柱结核的严重后果

脊柱结核如果没有及时得到发现和治疗，由于局部病变不断发展、扩大，则可引发局部脓肿扩大，甚至形成瘘管。脊柱病损不断扩大，破损的椎体增多，将造成脊柱严重病损畸形。

更为严重的是病损椎体压迫脊髓，将形成截瘫。胸椎结核常形成两下肢瘫痪，肌肉无力、萎缩，双下肢运动功能丧失。这种截瘫是脊髓受压所致，与中枢性瘫痪比较起来更难恢复，多数患者成为终生残疾。

化脓性指头炎

前几天，沈芳修剪完手指甲后，发现右手食指的内侧甲沟处，遗留下一个肉刺，很尖，扎人。她就用牙咬住肉刺后，用力一拽，将肉刺连根拔除，同时出了点血。过了一天，她的手指头开始出现局部疼痛，有轻度红肿。后来，肿痛日渐加重，整个末节手指都肿起来了，而且疼痛加剧，跳痛难忍。到了医院，医生说这是急性化脓性指头炎，要治疗一段时间才能痊愈。修剪指甲也不是小事啊！

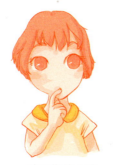
咬手指的女孩

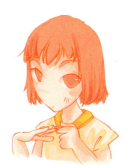
修剪指甲的女孩

什么是化脓性指头炎

勤剪指甲是十分重要的，目的是把指甲剪短、磨平，达到目的就可以了，不要过分修剪。不当修剪经常引起的毛病是：

①过度深挖指甲的两侧边缘，会损伤甲周组织，形成"甲沟炎"。

②在处理甲根部位时，过于深入，易引发感染，形成"甲沟炎"。

甲沟炎进一步发展就是化脓性指头炎了，治疗时，要及时手术，切开引流。

化脓性指头炎的危害

化脓性指头炎是一种比较严重的末端手指的化脓感染性疾病。

1.解剖学方面

手指末端具有特殊的纤维隔结构，形成很多小囊，借以固定手指腹面的皮肤，减少滑动，增强触觉的敏感度，这对人类的生活具有重要的意义。正是因为有了这些结构，一旦手指末节感染、发炎，内压不易扩散，急剧增高，即可导致局部血液供应减少，造成末节指骨缺血、坏死，形成骨髓炎，还会产生剧烈疼痛。

2.临床表现

手指感染后，病情严重，发展迅速。患者伴有发热，患病手指红、肿、热、痛，疼痛异常剧烈，疼痛呈跳痛状，患指不敢下垂，否则疼痛加剧，常常使患者坐卧不安、彻夜不眠、食欲大减、抵抗力低下。虽然这只是一个手指病变，但如果治疗不及时，则可能形成末节指骨骨髓炎，导致末节手指脱落，成为终生残疾。

治疗方法

及时切开引流是治疗化脓性指头炎最有效的方法。如果不能早期手术，则会导致严重后果。一般将早期的时机选定标准定为：疼痛剧烈、局部肿胀，皮肤略有发白。早期切开时，引流出来的不一定是脓汁，多为混有脓液的血水样液体。

引流切口的选定，一方面要在手指的侧面，另一方面长度不可超越第一指关节。必要时可进行对口引流，以增加引流效果。

寻常痤疮

这两年，同学们脸上不断地起的疙瘩，也就是青春痘。青春痘听起来很好听，看起来却很烦人。特别是女孩子，谁都期盼有一张精神焕发、美丽动人的小脸。为什么会起青春痘呢？应该如何处理呢？

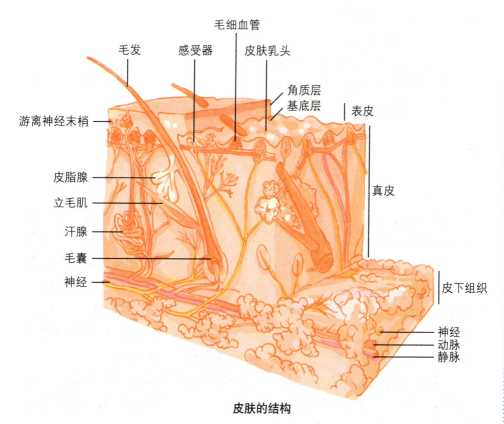

毛细血管

毛发　　感受器　　皮肤乳头

角质层
基底层

表皮

游离神经末梢

皮脂腺
立毛肌
汗腺
毛囊
神经

真皮

皮下组织

神经
动脉
静脉

皮肤的结构

什么是青春痘

青春痘的学名为"寻常痤疮"，是一种累及毛囊皮脂腺的慢性炎症性疾病，具有一定的损容性。

青少年青春痘发病率很高的原因为：

1.雄激素增加

青春期后，人体内雄激素产量增加，或出现雄激素和雌激素水平失调，雄激素增多。

2.皮脂分泌增加

雄激素水平增高，使皮脂腺增大，同时使皮脂分泌增加。

3.毛囊皮脂腺开口处过度角化

皮脂腺为痤疮短棒菌苗的生长提供物质基础。这些细菌的分泌物刺激毛囊皮脂腺开口处上皮增生和角化过度，使皮脂腺分泌通道受阻、排泄不畅，内容物淤积形成粉刺。

4.痤疮短棒菌苗感染

痤疮短棒菌苗感染是构成炎症病变的基础。

痤疮的发生与皮脂腺有密切关系，人体面部的皮脂腺较为丰富，痤疮病变多出现在面部，其次为胸背部。

寻常痤疮的临床表现

寻常痤疮多发于15～30岁的青年，皮损好发于面颊和额部，其次是胸部、背部和肩部，多为对称性分布，常伴有皮脂溢出。发病初期主要损害毛囊，形成圆锥性丘疹，如白头粉刺（闭合性粉刺）和黑头粉刺（开放性粉刺）。白头粉刺可挑挤出白黄色豆腐渣样物质，而黑头粉刺则是由于其内含的脂肪栓氧化而变黑。病变进一步加重形成炎症丘疹，顶端有小脓疱。病变再继续发展可形成大小不等的结节或囊肿，呈暗红色，挤压时有波动感，经久不愈，可化脓形成脓肿，破溃后常形成窦道和瘢痕。各种病变大小、深浅不一，常以其中1～2种为主。

寻常痤疮一般无自觉症状，炎症明显时可有疼痛，病程漫长，时轻时重，部分患者至中年病情方逐渐缓解，但常遗留或多或少的色素沉着、肥厚性或萎缩性瘢痕。

治疗方法

1.一般治疗

①用清水洗脸，不要用手挤压或搔抓粉刺。在皮脂腺分泌高峰还没

有得到有效控制之前，不使用油膏类化妆品。

②避免食用辛辣食物，控制食用脂肪和糖类食品，多吃新鲜蔬菜、水果和含有丰富维生素的食品。

③劳逸适度，注意休息，防治便秘。

④禁止使用溴类或碘类药物。

2.外用药物治疗

（1）维A酸类

选用0.025%～0.05%维A酸霜或凝胶，每晚涂一次，症状改善后每周涂一次，疗效较好。

（2）过氧苯甲酸

过氧苯甲酸可杀灭痤疮短棒菌苗，并可溶解粉刺，常用2.5%、5%和10%的洗剂、乳剂或凝胶，从低浓度开始应用。

（3）抗生素

常用的抗生素包括红霉素、氯霉素、克林霉素，用乙醇或丙二醇配制，疗效较好。1%克林霉素磷酸酯是不含油脂和乙醇的水溶性乳液，适用于皮肤干燥和敏感的患者。

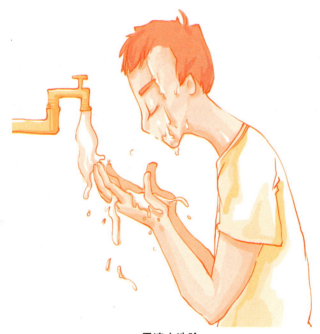

用清水洗脸

（4）壬二酸

壬二酸能够抑制痤疮短棒菌苗，对各种类型的痤疮均有效，一般配成15%～20%霜外用，效果较好。

（5）硫化硒

2.5%硫化硒洗剂具有抑制真菌、寄生虫、细菌的作用，并可降低皮肤游离脂肪酸的含量。

3.内用药物治疗

（1）抗生素

口服四环素能抑制痤疮短棒菌苗，使面部皮脂中游离脂肪酸浓度下降。一般每日口服1克，连服4周，然后减量至每晨服0.5克，连服8周。

（2）异维A酸

异维A酸可减少皮脂分泌，控制异常角化和黑头粉刺形成。一般每天服用0.5毫克/千克体重，3～4个月为一个疗程。

（3）抗雄激素药物

每片达英-35含醋酸环丙孕酮2毫克和乙炔基雌二醇0.035毫克。女孩在月经来潮第一天开始，每天服用1片，连服21天，停药7天，为一个疗程。

（4）糖皮质激素

糖皮质激素适用于严重结节性和聚合性痤疮，需要谨慎用药，不宜长期反复使用。

内用药物治疗适用于病情严重者，应请医生检查、诊断后，按医嘱用药。

斑秃

　　有一天，王飞早晨起床后，发现自己的头发掉了一片，掉头发的界限明显。妈妈开玩笑地说："这是鬼剃头，你做梦梦到了什么啦？"他认真地回答："啥也没梦到。"妈妈大笑，对他说："别害怕，这叫斑秃，几天后会好。"果真是这样吗？

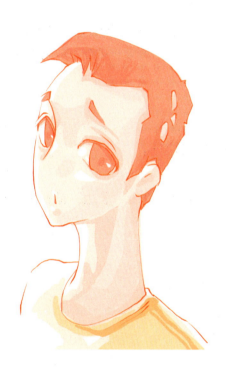

斑秃发生的原因

　　斑秃是一种突然发生的局限性斑片状脱发。这个病的病因还不完全清楚，目前认为可能与遗传、情绪应激、内分泌失调、自身免疫等因素有关，属于多基因疾病范畴。遗传易感性是斑秃发病的重要因素，大约25%患者有家族史。还有相当多的证据提示，斑秃的发生与免疫机制相关，常与一种或多种自身免疫性疾病并发。桥本甲状腺炎、糖尿病、白癜风患者及其亲属患斑秃的几率比正常人明显增高。斑秃患者体内存在自身抗体。

斑秃的临床表现

斑秃多见于青少年或青壮年，典型表现为：突然出现脱发区，圆形或椭圆形，直径为1～10厘米，数目不等，边界清楚。脱发区皮肤光滑，没有炎症、鳞屑和瘢痕。按病期斑秃可分为：

1.进展期

在这个时期，患者脱发区边缘头发松动，很易拔出（轻拉试验阳性）。将拔出的头发在显微镜下观察，可见毛干近端萎缩，呈上粗下细的惊叹号样。

2.静止期

在这个时期，患者脱发区边缘的头发不再松动，大多数患者在脱发静止3～4个月后进入恢复期。

3.恢复期

在这个时期，患者有新毛发长出，最初出现细、软、色浅的绒毛，绒毛逐渐增粗，颜色变深，最后完全恢复正常。

治疗方法

1.一般治疗

去除可能的诱发因素，注意劳逸结合。患者要减轻思想负担，消除顾虑，积极配合治疗。

2.局部治疗

①选用1%～3%米诺地尔（米诺尔）酊剂（或霜剂）、10%辣椒酊、10%芥子酊等，促进皮肤充血，促进毛发生长，一般每日外用2次，2～3个月可有毛发新生。

②选用泼尼松龙混悬液或复方倍他米松注射液，皮内注射，每次注射数点，每点0.05～0.1毫升，每1～2周注射1次，总注射量小于2毫升，一般3～4次后可见效果。

3.内用药物治疗

①口服胱氨酸、泛酸钙、B族维生素，有助于生发。

②对于精神紧张、焦虑、失眠的患者可给予镇静剂，如地西泮、奋乃静等。

③迅速且广泛脱发者可口服泼尼松，每日15～30毫克，数周后逐渐减量，维持数月，一般2个月内开始生发；也可使用养血生发胶囊、何首乌片、薄芝片、斑秃丸等中药制剂。

冻伤

　　今年冬天来到好像比往年早，大家还没有做好防寒的准备，气温一下子就降到零下20℃。上学的路上，小雪的两个耳朵被冻了，她不时地用双手捂着耳朵，进入教室后两个耳朵已经麻木了，耳朵边也都变白了。第二天，她的两个耳朵红肿起来，有的地方还出现了小水疱，痒得很厉害。医生说，这是冻伤了。

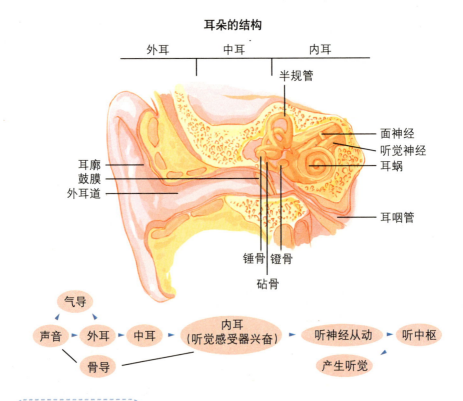

耳朵的结构

外耳　　　中耳　　　内耳

半规管
面神经
听觉神经
耳蜗
耳廓
鼓膜
外耳道
耳咽管
锤骨　镫骨
砧骨

声音 → 外耳 → 中耳 → 内耳（听觉感受器兴奋） → 听神经从动 → 听中枢
气导
骨导
产生听觉

耳朵能冻掉吗

　　在中国北方，进入冬季气温急剧下降。一般温度下降到冰点以下，就可能造成冷伤。是否发生冷伤，还要看在寒冷环境下的时间长短，时间很短不会遭到损伤。同时，风越大，受伤的机会就越多。冷伤多发生在人体末梢部位，这些部位的血液循环较差，散热快，易于受冻，如耳朵、鼻子、手、脚等部位。

1.冷伤的分类

（1）冻结性冷伤

冻结性冷伤由冰点以下的低温造成。局部受伤，称为"冻伤"；全身受伤，称为"冻僵"，可以冻死。

（2）非冻结性冷伤

非冻结性冷伤由10℃以下至冰点以上的低温加潮湿条件造成，如"冻疮"。

在我国北方，有人说耳朵和鼻子受冻后，用手一碰就会掉下来。这当然是不可能的。但严重冻伤会导致局部缺血，甚至坏死，最后不用手碰，耳朵和鼻子就可自然脱落掉下来。

2.冻伤的程度

临床上一般将冻伤分四度：

（1）1度

冻伤伤及表皮层，局部红肿，有发热、痒、刺痛感觉，数日后表皮干燥、脱落，伤口愈合，不留瘢痕。

（2）2度

冻伤达真皮层，局部红肿较明显，有水疱形成，水疱内没有血清状液体或稍带血性，有自觉疼痛，测试时知觉迟钝。如果无感染，则局部可呈痂，经2～3周脱痂愈合，少有瘢痕。

（3）3度

冻伤深达皮肤全层，甚至达到皮下组织，受冻的局部呈白色，并逐渐变黑，知觉消失，其周围红肿，疼痛，出现水疱。如果无感染，则坏死组织干燥成痂，逐渐脱落，慢慢愈合，留有瘢痕。

（4）4度

冻伤深达肌肉和骨等组织，局部表现类似3度冻伤，组织坏死严重，最后呈干性坏死、脱落，或感染呈湿性坏死、溃烂，可引起全身感染症状，甚至发生败血症，最终留有不同程度的残疾。

冻疮

生活在我国南方的人，经常遇到 "冻疮"。冻疮常常是不自觉地发生，直至手、耳朵、脚等部位出现冻疮时患者才察觉。冻疮的主要表现为皮肤红肿，温暖时发痒或刺痛；较重者可起水疱，水疱表皮破掉后，露出创面，有渗液，并发感染后形成糜烂或溃疡。好转后皮肤消肿、脱屑，可能有色素沉着，容易复发。

治疗冻疮时，局部涂抹冻疮膏，出现糜烂者可用抗菌药和皮质甾类软膏。

冻伤的处理

1.受冻的现场处理

未回复温度之前处理的关键是快速复温。有人主张用雪搓，这是错误的。用雪搓很容易造成局部皮肤损伤，靠用雪搓这种摩擦生热来复温，几乎是不能生效的。合理的复温方法是采用38℃～42℃的温水浸泡，及时补充热水，保证水温稳定，一般浸泡20分钟左右，局部皮肤温度可恢复到36℃左右。禁用火烤复温，以防烫伤。

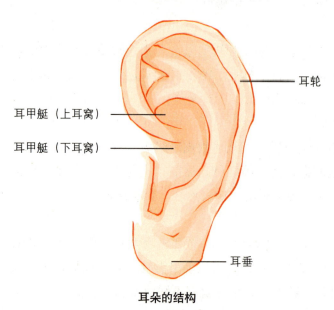

耳轮

耳甲艇（上耳窝）

耳甲艇（下耳窝）

耳垂

耳朵的结构

强健体魄的盾牌：机体护卫

2.局部冻伤的治疗

治疗1度冻伤时，应保持局部清洁干燥，数日后可治愈。2度冻伤如果水疱较大，可在无菌处置下将水疱内的液体吸出，用干纱布包扎或涂用冻伤膏。创面已经感染者可涂抗生素软膏，然后包扎。3度以上冻伤需全身治疗，局部依据伤情对症处理，必要时进行截肢手术。

冷伤的预防

1.防寒

防寒是预防冷伤的根本。

①随时增减衣服，衣服要软厚。青少年常常为了追求时尚，只注意衣服的款式，而忽略了保暖功能，更有甚者往往进行反季节装饰，宁可受冻。这是错误的。

②尽量缩短在寒冷环境下的逗留时间，防避强冷风的袭击。

2.防湿

潮湿会加大热的传导，削减保温功能，鞋和袜要保持清洁干燥。

3.防静

青少年在寒冷环境停留期间，不要站立不动，应经常活动肢体，改变体位，适当活动，增加体内产热，这是预防冻伤的有效方法。

狂犬病

　　小明家有一条大狗，叫别克，前几天不知道是什么原因，丢了。大家帮他四处寻找，没过几天，别克自己回来了。狗回来以后好像变了，见人不亲热，尾巴不摇也不上翘，反而经常下垂，成了"夹尾巴狗"。一天，小明逗狗玩时，狗不声不响地把他手咬了。他没敢告诉家人，事后1周，他开始发热、头痛、恶心、倦怠，被狗咬的手开始麻木。到医院后，医生留他住院，怀疑是"狂犬病"。

　　有人觉得被狗咬一下不是什么大事。其实，这是一件十分重要的大事。狂犬病是至今仍没有什么好办法治疗的严重传染病，死亡率极高。

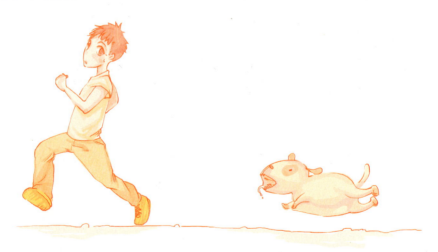

狂犬病的发生

　　狂犬病由狂犬病毒引起，这种病毒形似子弹。携带狂犬病毒的动物（以狗为主）是本病的传染源，病毒通过咬伤侵入人体，对人神经组织有强大的亲和力，从末梢神经开始，逐渐向中枢神经扩延，很快达到脊髓和脑组织，导致患者出现神经系统症状。

狂犬病患者的表现

狂犬病的患者表现为十分怕水，狂犬病又称为"恐水病"。患者高度兴奋，突出表现为极度恐惧、恐水和怕风。患者还极度口渴，又不敢喝水或见水，甚至不能听到流水声，一旦遇到水会引起咽喉肌肉强烈痉挛，严重发作时可出现全身肌肉阵发性抽搐，呼吸肌发生痉挛，导致呼吸困难、发绀。患者还会出现言语不清、大量流涎、乱吐唾沫、大汗淋漓、心率加快、血压上升等症状。此时，多数患者神志清楚，十分痛苦，有时可出现精神失常。到了晚期，患者肌肉痉挛停止，全身瘫痪，甚至昏迷。狂犬病全程一般不超过6天，最后患者会因呼吸和循环衰竭而死亡。

治疗方法

医生们对狂犬病采用过不少治疗方法，应用过多种药物，如α-干扰素、阿糖胞苷、转移因子和大剂量人抗狂犬病免疫球蛋白等，均告失败，狂犬病死亡率达100%。

对狂犬病的治疗方法主要为：

①给患者安排单独病室，严格隔离，防止唾液污染。

②尽量保持患者安静，减少光、风、声的刺激，患者狂躁发作时使用镇静药。

③加强监护、吸氧，静脉输液，维持水、电解质和酸碱平衡。

④对具有高血压、心律失常、心动过速等症状的患者给予降压、强心等对症治疗。

预防方法

1.强化预防教育

科学喂养宠物，尽量减少与猫、狗的接触。警惕疯狗的出现，一旦怀疑，立即捕杀。疯狗的脑内有特征性的"内格里小体"，最常见于大脑的海马部位和小脑，在显微镜下可见，呈圆形或椭圆形，染色后为樱红色，直径为3～10纳米。

2.加强传染源的管理

提倡捕杀野狗，病死狗应焚毁或深埋。

3.及时处理

一旦被狗咬伤，特别是可疑的疯狗（表现为低头、流涎、夹尾、袭击人），应用20%肥皂水反复冲洗创口，然后用70%乙醇擦洗，或用浓碘酒反复擦拭，不缝合或包扎，以利引流。

4.疫苗接种

凡被狗咬伤者，或被其他动物咬伤、抓伤者，均需作伤后预防接种。我国主要采用地鼠肾细胞疫苗，共接种5次，每次2毫升，肌注，于0日、3日、7日、14日、30日完成。

睡行症

前些天，学校组织夏令营，我们在野外搭帐篷过夜，大家十分开心。那天前半夜轮到我和刘涛站岗，深夜的宁静，让人有些说不出来的害怕。突然，从邻近的帐篷里出来一个人，细看，是赵亚轩。他围着帐篷跑步，转了3圈，回去了。我俩警觉起来，叫醒值班老师，共同到帐篷里查夜，大家睡得都很好，赵亚轩也不例外。我们把他叫醒，问他方才出去做什么了，他一口咬定他一直在睡觉，后来，老师领我俩走出帐篷，笑着说：梦游！

什么是梦游症

梦游症，又称为"睡行症"，这样叫更科学些。这是一种在睡眠过程尚未清醒时起床在室内或户外行走，或做一些简单活动的睡眠与清醒的混合状态。患者发作时难以唤醒，刚醒时有意识障碍和定向障碍，警觉性下降，反应迟钝。睡行症在青少年中发病率较高，高达15%，男孩多见，伴有夜惊症和遗尿症。目前其病因仍不明确。

睡行症的表现

患者入睡后不久，突然从床上起来四处走动，常双目向前凝视，一般不说话，询问也不回答。患者还可有一些复杂的行为，如能避开前方的障碍物，能劈柴、倒水、开抽屉等。但患者难于被唤醒，行动常持续数分钟到数十分钟，自行上床，或被别人领回床上，再度入睡。待次日醒来，患者对睡行经过完全遗忘。患者的睡行症多发生于睡后不久，通常出现在睡眠的前1/3段的深睡期。

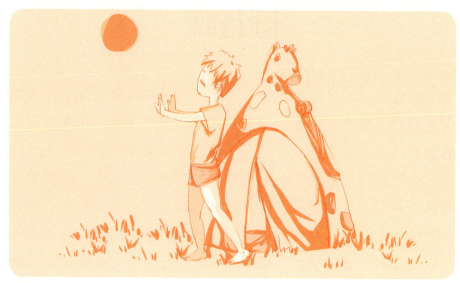

梦游的男孩

睡行症的治疗

　　睡行症发作时，患者处于睡眠状态，意识不清，不能防范危险。尤其是进行某些具有一定危险性的活动时，如高台上行走，具有发生意外的可能，应先清除危险品，确保患者的安全。一般情况下，随着年龄的增长，睡行症会不治而自愈。到成年以后仍有发作的病情严重者，可使用镇静催眠类药物或抗抑郁剂，进行必要的对症治疗。

偏头痛

　　小梅每次来月经时都会头痛，吃止痛药也不管事，有时用手掐脖子可能会好点，一觉醒来会感觉舒服不少。最近7~8个月，她经常头痛，多数是一半头痛，一跳一跳的疼得很厉害，连转头都不敢，否则会加重头痛。她一直觉得头痛脑热不算大病，一直没去医院。最近，头痛得太厉害了，她只能去了医院。医生说她得的病叫"偏头痛"。这病治疗起来困难吗？

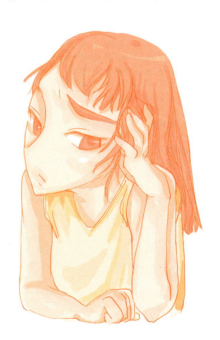

不能小看的偏头痛

　　能引起头痛的疾病极多，大病和小病都可以引起程度不同的头痛。大家常说头痛"司空见惯"，常常不注意。但有一种头痛我们千万不能忽视，那就是"偏头痛"。偏头痛是指反复发作的一侧或两侧搏动性头痛，是临床常见的特发性头痛。这种病的病因至今不清楚，一般与以下因素有关：

1.遗传

约60%的偏头痛患者有家族史，其亲属出现偏头痛的可能性是一般人的3～6倍。

2.内分泌和代谢

女性较男性易患偏头痛，常开始于青春期，在月经期发作频繁，妊娠期或绝经后发作减少或停止。

3.饮食和精神

偏头痛可由某些食物诱发，如奶酪、热狗、熏肉、巧克力、葡萄酒等。此外，禁食、紧张、情绪、强光刺激等也可诱发偏头痛。

偏头痛的特点

2/3以上的偏头痛患者为女性，10岁前发病的患者占25%，20岁前发病的患者占55%，大多数患者有家族史，有时在发作前数小时常有恶心、呕吐、畏光、畏声、抑郁、倦怠等前驱症状。

偏头痛的临床表现如下：

1.有先兆的偏头痛

（1）先兆期

有先兆的偏头痛最常见的临床表现为视觉先兆，如视野缺损、暗点、闪光、视物变形等。

（2）头痛期

患者在头痛期，一侧颞部或眶后"搏动性头痛"，也可为全头痛，常伴有恶心、呕吐、畏光、易激惹、易疲劳等症状，头颈部活动使头痛加重，睡眠后减轻。发作时间为2～24小时，儿童持续2～8小时。

（3）头痛后期

患者在头痛后期，头痛消退后有疲劳、倦怠、无力、食欲减退等症状，1～2天后可好转。

2.无先兆的偏头痛

无先兆的偏头痛是临床最常见的类型，约占80%，缺乏典型的先兆，常为双侧颞部和眶周疼痛，可为搏动性。

治疗方法

1.发作期的治疗

急性偏头痛发作时，单用止痛剂，如乙酰氨基酚、萘普生、布洛芬等有效。使用以上的药物无效时，可用麦角类（双氢麦角碱、麦角胺）或曲普坦类（琥珀酸舒马普坦、左米普坦）药物进行治疗。

2.预防性治疗

预防性治疗适用于频繁发作的偏头痛患者，尤其是每周发作一次以上，严重影响正常生活、学习和工作者。普萘洛尔、阿米替林、丙戊酸等药物为治疗的支柱，某种药物无效时选用另一种药物可能有效。

鼻出血

3天前，欧阳起床后鼻子就出血了，鲜红的血从鼻子里不断地流出，他有些害怕了。妈妈叫他快去用凉水洗一洗，洗过后似乎好些，但没有完全止住。后来，妈妈用手纸卷成一个小塞子把鼻孔堵上，才算了事。这是得了什么病吗？

外鼻的结构

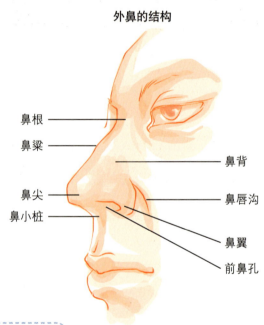

- 鼻根
- 鼻梁
- 鼻尖
- 鼻小柱
- 鼻背
- 鼻唇沟
- 鼻翼
- 前鼻孔

为什么鼻子会出血

鼻子出血是很常见的现象，我们常常因为不小心鼻子被碰了，血就从鼻孔流出来了，少则几滴就能自行止住出血，多则血流不止。绝大多数青少年鼻出血的原因是鼻腔黏膜糜烂，或溃疡损伤了黏膜上的动脉性毛细血管。在解剖学上，鼻腔前部有一个毛细血管形成的区域，称为"易出血区"。外界空气刺激（空气干燥、气流急速、气候炎热等）和局部外伤（不自主抠鼻）等可导致易出血区黏膜破裂而引起出血，这种情况在生活中非常多见。

引起鼻出血的疾病

容易引起鼻出血的疾病主要包括鼻部外伤、炎症、肿瘤、异物等，这些都是与鼻病有关的原因。全身因素也能引起鼻出血，如血液病、血小板减少、高血压病、肝肾疾病、传染性疾病等。这些全身性疾病除了引起鼻出血外，还会伴有其他系统疾病相应的不适症状。

在青少年时期，有些男孩子发生鼻出血时，血液常倒流入口腔，从口吐出或咽入胃内。这种情况比较严重，其最可能的原因是鼻咽部病变，称为"男性青年性鼻咽纤维血管病"。这种病可以反复多次发生，出血速度可急可缓，出血量可多可少。较严重时，患者可发生贫血甚至发生失血性休克。一旦发生这种情况，应尽早、尽快去医院就诊，以免造成严重后果。

处理鼻出血的方法

鼻出血时不要慌张，冷静可以避免血压升高，减少血管扩张，减缓血流速度，稳定心率和血压。鼻出血和身体其他部位出血一样，只要按住出血点，就可以止血。止血的简单方法就是头略前倾、张口呼吸。患者可用拇指捏住两侧鼻根部（注意不要只捏住鼻尖部）5～10分钟，再轻轻松开手指。采用这种办法，大多数易出血区的出血都能止住。这种方法称为"指压止血法"，简单易行。如果指压止血法不能止住出血，可以用浸有萘甲唑啉药水的棉球塞于鼻孔内深约1.5厘米处，再用手指压迫止血，待出血缓解后可到医院就诊，排除全身性疾病和鼻部其他疾病存在的可能。

过敏性鼻炎

冬天来了，阵阵冷风吹来，寒意甚浓。这些天大家上课时经常打喷嚏，还流清鼻涕。大家都感冒了吗？

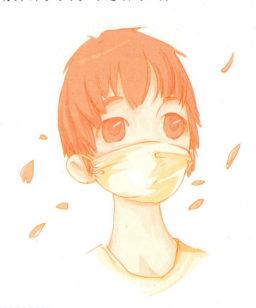

打喷嚏和流鼻涕

打喷嚏是正常的鼻黏膜对身体的保护性反射。鼻内三叉神经末梢受到外界空气的不良刺激（如冷空气、异味、粉尘等），通过神经反射产生强大的突发性气流将刺激物喷出，这就是打喷嚏。如果一个人每天都打喷嚏，每次持续3～5分钟或是更多，这种情况持续4天以上，那么这个人就可能是患了急性鼻炎或过敏性鼻炎。患者除了打喷嚏，还伴有鼻涕和鼻塞，鼻涕常常为清水样。

什么是过敏性鼻炎

鼻腔是呼吸道的门户，外界空气进入人体，鼻黏膜是呼吸道的第一道屏障。鼻黏膜内含有大量血管和腺体，并受丰富的感觉神经和自主神经支配，这些特点决定了鼻黏膜精致、敏感且活跃。当外界刺激因素存在时，鼻黏膜就会立即做出应答反应，发生血管收缩或舒张，腺体分泌增加，随后就发生打喷嚏的反射动作。这一系列的反应就是阵发性打喷嚏，患者具有大量水样鼻涕，感觉鼻痒，可能还伴有软腭、咽腔、眼睛和耳道发痒等不适症状。这种疾病呈季节性发作或常年性发作。季节性过敏性鼻炎又称为"花粉症"，其发作与过敏原有关，往往是因为患者对春、秋两季的花粉过敏所致。常年发作的鼻炎没有季节特点，发作时间不确定，患者常在打扫房间、整理衣物、接触宠物时发作，严重时还会合并过敏性哮喘，引起患者严重缺氧。

过敏性鼻炎的治疗

1.避免接触过敏原

过敏性鼻炎是由过敏原引起的，避免接触过敏原是最好的治疗方法。对花粉过敏的人在花粉传播季节应尽量减少户外活动。对真菌和室内尘土过敏的人所处的室内应多通风，保持干爽。对动物皮毛过敏的人应避免接触动物和禽类。

2.药物辅助治疗

当找不到患者的过敏原时，就需要借助药物治疗了，很多喷鼻药物都可以使用，如布地奈德、丙酸氟替卡松、糠酸莫米松等。这些药物对鼻黏膜局部作用强，按推荐剂量使用可将全身不良反应降到最低。使用时，每侧鼻腔喷两下，每日喷1～2次，一般用左手往右鼻孔喷，用右手往左鼻孔喷，尽量避免药物喷向鼻中隔。

鼻喷剂治疗过敏性鼻炎是最普遍的治疗方法。除此之外，还可以使用疫苗，将标准化疫苗从极低浓度开始进行皮下注射或舌下含服，逐渐增加剂量，直至过敏症状得到控制。目前来说这种方法是最彻底的治疗方法，但这种方法的实施需要在大医院进行周密设计，严格按照方案才能完成。

鼻外伤

昨天在玩篮球时，小刚的鼻子被撞了。一瞬间，他的脑袋嗡的一下，鼻子很疼，还流血了。大家七手八脚地把他扶回教室，又是洗，又是擦，好不容易把鼻出血止住了。放学时，爸爸发现他脸上出现一块青紫，就要领他去医院检查。到底需不需要去医院呢？

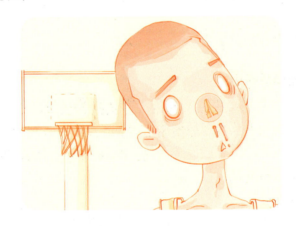

鼻子碰伤的后果

外鼻是一个头朝下的锥形体，突出于面部中央，很容易受到伤害。青少年在课间自由活动、嬉戏打闹或做体育运动时，可能会不经意间碰到了鼻子。鼻子被碰以后，容易发生面部肿胀、鼻子出血、鼻骨骨折等情况。

1.软组织损伤

头面部血管丰富，眼睑和鼻根部的皮肤松弛，皮下组织少。受到外力冲击时这些部位的深面是坚硬的骨质，软组织受到剧烈的外力，皮下血管破裂，血液在皮下渗透，看上去就是鼻青脸肿。

2.鼻骨骨折

鼻骨由两块扁薄的梯形骨片组成，悬空突出于面部中央，受到外力作用时易发生骨折。临床上最多见的是塌陷性骨折，即鼻骨向内塌陷下去，有时一侧塌陷，而另一侧呈角样隆起。鼻骨骨折后的变形程度与外力的强度和方向有一定的关系。

（1）确定

鼻子在刚受伤时，肿胀并不立即出现，这时鼻骨如有塌陷容易引起变形。当软组织发生肿胀以后，鼻部的畸形就看不清楚了，这时用食指自鼻根部向鼻尖部滑动，可以触及鼻骨的塌陷和隆起。如果摸到某处，患者感到疼痛明显或骨硬度突然消失，应该是有骨折。如果软组织肿胀严重，摸不清楚或患者怕疼不让摸，那只能到医院做X线检查来确定是否存在鼻骨骨折。

（2）分类

鼻骨骨折有以下两种情况：

①线性骨折，骨折后骨片无移位，这种情况不需要整复，只要保证鼻子不再受压，多能自然愈合。

②移位骨折，这种骨折需要骨折复位整复，应由专科医生来处理。

（3）整复

一般鼻子被碰以后鼻面部的软组织都会发生肿胀，这时即使有鼻骨骨折也不能立即进行骨折复位处理，需要待肿胀消退后再进行整复，一般在伤后10天之内进行。如果超过两周，则骨痂形成，整复困难，将遗留永久性外鼻畸形，再要进行整形手术，那就复杂得多了。

鼻子碰伤后的处理

鼻子遭受外伤之后出血多可现场止血。发现有青紫（皮下淤血），疼痛剧烈，压痛明显时，最好到医院请专科医生协助检查，作出诊断，决定治疗方法。

鼻骨骨折并不可怕，很快就会愈合。对于没有移位的线性骨折，一定要保证鼻部不再受压；对于移位性骨折，则需要在没有软组织肿胀的时候进行复位处理。

对于以上伤情的判断和处理，多数需要医生诊断。

扁桃体发炎

　　这些天小军可能是感冒了，嗓子痛得厉害，不愿意说话，咽一口唾沫都痛，直接影响吃饭了。他自己上街买了一堆专治嗓子疼的药，似乎疼得轻了一些。后来到了医院，医生检查过他的嗓子之后，说："你得的病是急性扁桃体炎。"

　　医生把普通人的"嗓子"称为咽部，所以嗓子疼也就是咽痛。咽痛是咽部疾病最常见的症状。可能每位同学都有过类似经历，但咽痛的轻重程度和疼痛次数不同。咽痛的表现因人而异，有刺痛、钝痛、烧灼痛、隐痛等。咽部疼痛为阵发性和持续性，疼痛程度也轻重不一，这与疾病的性质和患者对疼痛的敏感程度不同有关。有时咽痛的疼痛程度与病情的严重程度并不完全一致。

咽痛的原因

　　绝大多数青少年的咽痛都是由上呼吸道炎症所致，也就是扁桃体发炎引起咽痛。

1.扁桃体发炎的原因

　　扁桃体发炎的病因主要有两方面，一方面是机体抵抗力下降，另一方面是致病菌破坏了机体防御能力。在一些对机体不利的诱因存在时，如受凉、潮湿、气温骤变、季节交替、睡眠不足或不规律、流感流行时期等，更容易引发扁桃体发炎而出现咽痛。

2.临床表现

　　在正常情况下，人的咽部和扁桃体隐窝内（扁桃体表面上的小坑坑）存在某些病原体，在机体防御能力正常时并不能致病。当各种不良因素使机体免疫力下降时，病原菌大量繁殖，毒素就会破坏隐窝上皮，

扁桃体的位置

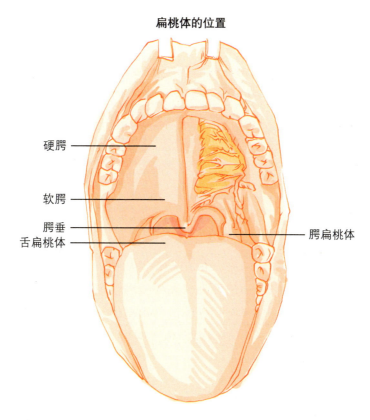

硬腭

软腭

腭垂

舌扁桃体

腭扁桃体

使细菌侵入扁桃体内导致扁桃体发炎，这时患者就会感到嗓子疼。嗓子疼开始时很轻，很快加重，甚至吞咽时产生剧痛而不敢吞咽，还会牵扯到耳部疼痛，患者不想说话、不想吃饭等。如果没有及时治疗，扁桃体炎还会引起发热、头疼、全身乏力等症状。

扁桃体炎的治疗方法

青少年得了急性扁桃体炎后，应该马上就医。

1.检查

在医院，耳鼻喉科医生会对患者进行局部检查，必要时还要进行抽血化验和胸透等，明确病变以后就会开始治疗了。

2.简单治疗

（1）休息

患者需要适当休息，严重感染时需卧床休息，多饮水，饮食以流质、清淡易消化食物为主。

（2）药物治疗

选用抗生素和抗病毒药物口服或静脉点滴，也可以配合中药进行治疗。

（3）漱口

每次进食后漱口，可用含漱液漱口，也可以口服一些喉片缓解咽痛，同时这些药物也具有一定的消炎作用。

经过上述治疗，一周左右病情会好转。

3.并发症

急性扁桃体炎可能产生严重并发症，最常见的并发症就是扁桃体发炎导致的扁桃体周围脓肿。脓肿形成多发生在发病后4～5天，这时除了咽痛剧烈以外，患者还出现张口和呼吸困难等症状。遇到这种情况，除上述治疗外，患者应到医院立即进行扁桃体周围脓肿穿刺，将脓液抽出。由于急性扁桃体炎引起的扁桃体周围脓肿的患者，待病情平稳后3周，均应行扁桃体切除术。

鼻窦炎

最近一年，小兰因为鼻窦炎，经常头痛，早晨起来时不明显，以后逐渐加重，到午后最重。鼻窦炎还弄得她记忆力明显不如以前，她学习成绩也出现了逐渐下滑的趋势。

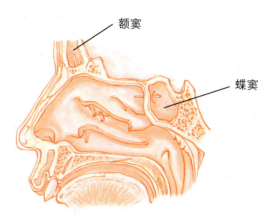

鼻部结构

什么是鼻窦炎

1.鼻窦

人从一出生开始，鼻窦就存在了。鼻窦位于鼻腔周围，是颅面骨中的一些含气的空腔，左右对称，一共四对，依其所在的颅骨而命名，分别称为上颌窦、筛窦、额窦和蝶窦。其中，筛窦由4～30个小气房组成，其他窦每侧多为一个。

2.鼻窦发炎的原因

当鼻窦受到不良刺激而发生上呼吸道感染时，鼻窦就会随之发炎，伴有头痛、记忆力下降等症状。鼻窦有开口与鼻腔相通，这是鼻炎引起鼻窦炎的解剖原因，绝大部分的鼻窦炎都与鼻窦开口改变有关。鼻腔与外界相通，鼻窦通过与鼻腔相通的窦口与外界相关，不难想象，上呼吸道的感染均可通过鼻腔波及鼻窦，鼻窦发炎就是这样被引起的。

鼻窦炎的症状

1.一般症状

在急性期时，患者感觉精神萎靡不振、情绪烦躁不安，还会头痛、发热等，鼻子不通气、流脓涕，嗅觉也不灵敏了。

2.鼻窦炎引起的头痛

在正常情况下，鼻窦内和鼻腔外界的压力保持一致，不存在压力差。如果鼻窦窦口狭窄或阻塞，鼻窦内的压力就会变化。当窦内压是负压时，就会压迫刺激感觉神经末梢产生头痛。

这种头痛与身体其他疾病引起的头痛有明显的区别，存在明显的规律性，如头痛会在低头、咳嗽、用力时加重，在休息、滴鼻药、蒸汽吸入或引流后改善，鼻腔通气后头痛就会缓解。不同的鼻窦发炎时引起的头痛在时间上各有特点，上颌窦发炎时，患者早晨起来时头痛不明显，以后逐渐加重，到午后最重，疼痛部位主要位于突起的牙槽处；额窦发炎时，患者早晨起来时头痛很明显，以后逐渐加重，到中午最重，午后减轻，到夜间可完全缓解，疼痛位于前额部；筛窦发炎时，头痛是早晨为重、午后减轻，疼痛位于内眦和鼻根处；蝶窦发炎时，疼痛多是晨起轻、午后重，疼痛主要位于眼球后和枕后部。

治疗方法

1.保守治疗

保守治疗就是用药治疗，如服用抗生素、使用鼻喷剂、局部理疗等。患者可以到医院就诊，请医生具体给予指导。一般症状在3周左右就能有所改善。

2.手术治疗

目前最佳的手术方法是微创手术，利用鼻内镜等先进的医疗仪器设备，在显示器下进行操作，经鼻孔进入鼻腔完成手术。手术做完后，患者皮肤上没有任何切口。

耳朵流脓

大约在半个月前，晓晨跟同学一起去附近的小河游泳。他刚刚学会游泳，难免要喝点"河水"，右耳朵里也进了一些水。回家后，他感觉耳朵里闷呼呼的不舒服，有些发痒，还有点痛，忍不住就用火柴棒抠一抠，但却越来越重。三天前，晓晨发现耳朵开始流脓，这可把他吓坏了，急忙去了医院。医生说他的耳朵发炎了。耳朵发炎了，将来会聋吗？

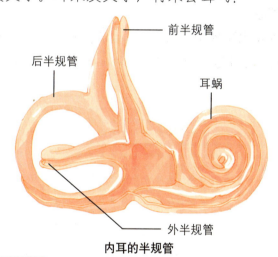

内耳的半规管

耳朵流脓的原因

1.人耳的结构

青少年耳朵流脓现象并不少见，绝大多数的情况是感染所致。人耳在解剖学上分为外耳、中耳和内耳。外耳包括耳郭和外耳道。

2.外耳道发炎

耳朵流脓主要与外耳和中耳有关。外耳道内有耵聍、异物或不小心进入了脏水都会引起外耳道发炎。外耳道发炎轻则耳痒、耳痛或耳闷，重则流脓，脓汁有时还带有异味。一旦鼓膜穿孔，脓汁从中耳经外耳道流出，这就是化脓性中耳炎。

影响听力的原因

1.听力的产生

人的听力是通过两种途径的传导被大脑感知的。

（1）空气传导

空气传导，又称为"气导"，是指外界声音通过耳郭、外耳道、鼓膜、中耳和内耳听神经进入大脑的传导途径。

（2）骨传导

骨传导，又称为"神经传导"，是指外界声音通过颅骨振动进入大脑的传导途径。

2.听力障碍

外耳道炎和化脓性中耳炎都会影响听力。当耳朵流脓时，声音进入大脑的途径在外耳道或中耳受到阻碍，听力随之下降。这种听力是由

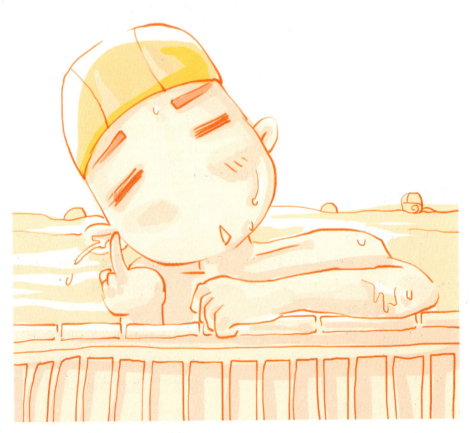

气传导障碍引起的，称为"传导性听力下降"，一般并不严重，大部分是轻度耳聋，也有部分中度耳聋，很少达到重度耳聋。轻度耳聋听力在10～30分贝，中度耳聋听力在30～60分贝，重度耳聋听力在60～90分贝，听力在90分贝以上为全聋。

预防方法

1.外耳道炎的预防

外耳道炎主要是由各种不良因素导致的，要避免外耳道不洁，必须改正不良的挖耳习惯，尽量不用手指或挖耳器挖耳。这一点对于预防外耳道感染非常重要。

2.化脓性中耳炎的预防

化脓性中耳炎除了致病菌方面的因素外，主要由上呼吸道感染所致，致病菌通过位于鼻咽部的咽鼓管咽口进入中耳，从而导致发炎，病变部位主要为鼻腔、鼻窦、鼻咽部和咽喉部。

治疗方法

一旦耳朵流脓，应该马上到正规的医院的耳鼻喉科就诊，由医生判断病变究竟位于何处，做出临床诊断后，再进行恰当的诊治。如果是外耳道感染，可以用一些滴耳药局部治疗。如果发现有鼓膜穿孔，流脓是化脓性中耳炎所致，那么除了耳内滴药外，还要给予保持鼻腔通畅的药物，必要时还要应用抗生素控制感染。

龋齿

　　小路从上小学开始牙就不好，牙齿长得不整齐，虫牙特多，也经常牙痛。他到口腔医院看病，医生一看他的牙，就不断地摇头。医生说，小路需要一个长期的治牙计划，将来才会有一口漂亮的牙齿。

什么是龋齿

　　人的牙齿分为牙冠、牙根和牙颈三部分。牙齿显露于口腔的部分称为"牙冠"，埋于牙槽骨内的部分称为"牙根"，牙冠和牙根的交界部分称为"牙颈"。人的一生中有两副天然牙，根据萌出时间分为乳牙和恒牙，在六个月至两岁萌出的牙齿是乳牙，在六岁开始萌出的牙齿为恒牙。由于咀嚼食物和不良生活习惯的损伤，人的牙齿常患有一些牙病，其中最易出现在青少年时期的牙病就是龋齿。

　　龋齿在医学上称为"龋病"，是牙在以细菌为主的多种因素的影响下发生的一种缓慢的、持续不断受到破坏而形成的病状。

龋齿出现的原因

1.细菌侵袭

　　细菌侵袭是龋齿出现的最重要原因。细菌对牙齿产生直接的破坏作用，但并不是所有的细菌都能引起龋齿，能够利用蔗糖产生酸性物质并且易于附着在牙齿表面的细菌是导致龋齿的主要原因。

2.食物残渣的影响

　　在口腔内存在食物残渣，尤其是富含蔗糖的食物残渣可促进细菌大量生长，从而变相地导致龋齿的发生。

3.人本身的因素

　　牙齿和唾液对龋齿的发生也有一定的影响。

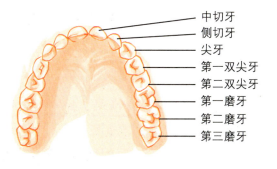

中切牙
侧切牙
尖牙
第一双尖牙
第二双尖牙
第一磨牙
第二磨牙
第三磨牙

恒牙

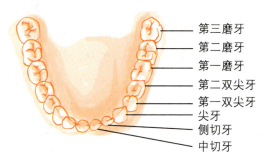

第三磨牙
第二磨牙
第一磨牙
第二双尖牙
第一双尖牙
尖牙
侧切牙
中切牙

4.时间的影响

龋齿的发生是一个缓慢性的过程，没有任何一个人会在一天或几天内患上龋齿，它需要有时间的积累，经过长期的致病因素的作用，才会最终产生疾病。这也是龋齿普遍存在的原因。人们在牙齿健康的时候往往并不注意保护它，当牙齿潜在的疾病暴露出来时，已经错过了预防和保健的最佳时期。

龋齿的症状

龋齿并不仅仅带来牙疼这一种危害，早期的龋齿并不会让人感觉到疼痛，但是被细菌附着的牙齿颜色会变深，出现白垩色、黄褐色或褐色的斑点。如果龋齿进一步发展，就会在牙齿表面形成龋洞，这时对牙齿的损害就不仅仅停留在颜色的改变和感官上的差异，牙齿对冷热刺激会产生明显的痛感，但在刺激去除后，疼痛会立即消失。一般在这个阶段，患者能主观地感觉到自己患了龋齿。随着程度的进一步加深，龋洞会越来越大，而且会出现洞口，并有明显增大而向内发展极深的情况。此时，食物嵌入洞中就会引起持续且剧烈的疼痛。龋齿的疼痛往往可使人失眠和烦躁，甚至引起偏头疼等一系列不良反应。

恒牙萌出后，人终生不会再次换牙，对于龋齿的防治应以早防为主，在青少年时期避免患上龋齿非常重要。

保持良好的口腔卫生习惯可以有效地防止龋齿的形成。刷牙是最常见的口腔清洁方法，我们刷牙时，要选用大小和软硬度适中的牙刷。科学规范的刷牙方法为：刷上牙时，从上往下刷；刷下牙时从下往上刷，牙的唇、颊面，以及舌、腭面要分别刷到。在刷上、下颌前牙时，可将牙刷竖起，上前牙由上向下拉动，下前牙由下向上提拉；刷上、下颌后牙时，牙刷可压在颌面上来回刷动。一般应在餐后和睡前各刷牙一次，如无法做到每餐后都刷牙，至少要做到早晚各刷牙一次，饭后应漱口。睡眠时口腔自结作用差，如有食物残渣，口内微生物更易滋生繁殖，所以睡前一定要刷牙或漱口。刷牙时间不宜过短，如果时间不够，则不足以清洁菌斑，刷牙时间应以三分钟左右为宜。除刷牙外，定期洁牙，即清洁牙间隙、适当的牙龈按摩、器械去除牙石和菌斑也可以预防龋齿的发生。

青少年要保持口腔的卫生和牙齿的健康，人人都拥有一口健康美白的牙齿，绽放绚烂的笑容时才最美丽。

亚急性细菌性结膜炎

　　最近几天，我们班有好几名同学都得了红眼病，得病的同学还在坚持上课。他们的眼睑通红、分泌物很多，看起来真难受。得病的同学说，他们的眼睛很痛。后来，学校决定让得病的同学都放假回家治疗，说是为了防止感染。红眼病真的会传染吗？

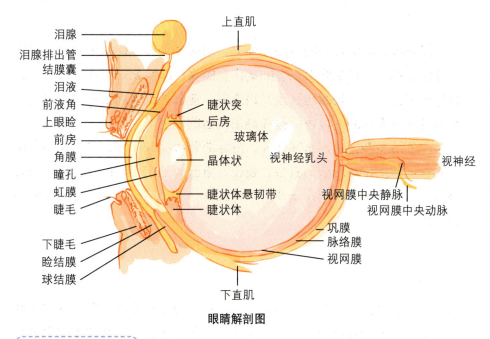

眼睛解剖图

（图中标注）

上直肌

泪腺
泪腺排出管
结膜囊
泪液
前液角
上眼睑
前房
角膜
瞳孔
虹膜
睫毛

睫状突
后房
玻璃体
晶体状
睫状体悬韧带
睫状体

视神经乳头
视网膜中央静脉
视网膜中央动脉
巩膜
脉络膜
视网膜

视神经

下睫毛
睑结膜
球结膜

下直肌

什么是红眼病

　　红眼病的学名为"亚急性细菌性结膜炎"。每年春季或秋季常可见到眼球发红的人，这就是红眼病外观上的表现。患者的眼睛还会流泪，害怕光线的刺激，不愿睁眼，眼睛有灼烧的感觉，早晨起床时，眼皮常被分泌物粘住，不易睁开。有的人的结膜上还会出现小出血点或出血斑，分泌物呈黏液脓性。有时在睑结膜表面形成一层灰白色假膜，角膜边缘有灰白色浸润点，严重的伴有头痛、发热、疲劳等全身症状。这种病最明显的症状就是由结膜充血造成的患病眼红肿。

红眼病的传染性

亚急性细菌性结膜炎是一种传染性很强的疾病，患者治愈后免疫力低，再次接触患者可重复患病。从几个月的婴儿至八九十岁的老人都可能发病，流行很快，常常是一人得病，在1～2周内就会在公共场所广泛传播，导致大批人群患病。对于这种病，预防非常重要。

预防方法

阻止传染病的传播的方法主要为：消灭传染源、切断传播途径和提高身体抵抗力。在加强对患者的治疗和隔离，以及积极锻炼身体提高其自身抵抗力之外，切断传播途径很重要。亚急性细菌性结膜炎的致病菌是通过人与人间的直接或间接接触来传播的。患者用过的毛巾和脸盆等物品，能够将病菌传播给其他人。游泳池和浴池等场所，也有能够直接或间接让病菌接触眼睛的机会。现在，电脑大量应用，使用者通过接触键盘使双手带菌，在擦揉眼睛时，使细菌沾染到双眼也是一种常见的传播途径。

及时就医

亚急性细菌性结膜炎的传播十分迅速，对于患者或疑似患者的管理十分重要。如果我们出现了眼睑发红、眼球灼热、分泌物增多等现象，应该及时就医，在有条件的医院由医生进行鉴别和治疗。这不仅仅是对自己的保护，也是对身边家人、同学和整个社会的关爱。

沙眼、近视眼与对眼

青少年在日常生活中，经常会遇到一些眼病。这些眼病较为直观，其中具有代表性的就是沙眼、近视眼和对眼。

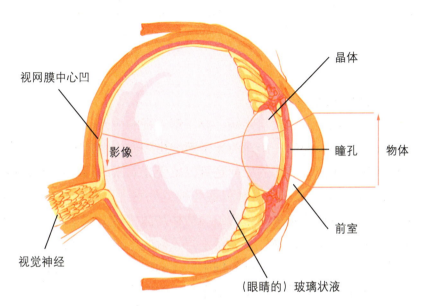

人类视觉成像的原理

沙眼

1.什么是沙眼

沙眼是一种常见的眼病，英文为trachoma（来源于希腊文trachys），有粗糙不平的意思。新中国成立前，沙眼在我国是致盲的首要原因，随着医疗卫生条件的改善，现在沙眼的发病率已大为降低。

2.发病原因

沙眼是由沙眼衣原体感染所致的。

3.临床表现

沙眼的发展过程一般持续数周，刚开始时患者害怕光线刺激，并有流泪和眼睛分泌物增多的现象，而后症状渐渐减轻，常可以自行好转。

但有些患者重复感染，加重了沙眼的症状，逐渐出现倒睫和视力减退等症状，最终导致失明。

4.预防方法

沙眼也是一种可广泛传播的传染病，预防沙眼可以借鉴预防红眼病的一些手段和方法。首先要注意个人卫生，保持洗漱用具的清洁。其次要保护眼部清洁，手帕、手和脸都要勤洗，不要用脏手揉眼睛。最后要定期检查眼睛，及早发现，积极治疗，杜绝沙眼的发生。

近视眼

1.什么是近视眼

近视是最常见的眼科疾病。要了解近视的成因，首先要懂得光线是怎样在眼球内成像的。眼球的光学系统由外而内由角膜、房水、晶状体和玻璃体组成。玻璃体的后面是可以感受光刺激的神经细胞和视网膜，只有光线以恰当的方式投射到这些神经细胞上，人才能拥有正常的视觉。与光线传播关系最密切的眼内结构是晶状体。从物理角度来看，晶状体近似于一个凸透镜，可以将平行入射的光线汇聚在焦点处。在正常情况下，这个焦点是视觉神经细胞所在的位置。外界进入眼球的光线并不仅仅是平行的，晶状体需要根据光线的变化调节自身的形状，而使所有的光线可以聚焦在视网膜上。近视就是晶状体不能将光线正好聚焦在视网膜上，而是在视网膜前聚焦。

2.影响晶状体聚焦的因素

根据晶状体和视网膜间的位置关系，影响晶状体聚焦的因素仅有两个：晶状体本身，晶状体和视网膜之间的距离。

据此，近视被分为三类：

（1）屈光性近视

形成这种近视的原因是晶状体曲率过大，屈光能力超出正常。

（2）轴性近视

形成这种近视的原因是眼轴长度超出正常范围。

（3）混合性近视

混合性近视同时存在屈光性和轴性近视两种情况。

3.矫治方法

矫治近视时，可以使用框架式眼镜或者角膜接触式眼镜，也可以选择屈光手术治疗。青少年处在生长发育旺盛的阶段，并不鼓励选择屈光手术的方法。角膜接触镜由于直接接触角膜，对眼球会产生一个恒定的压力，并且佩戴和摘除过程容易使角膜发生感染，如果使用不当也会对角膜上皮造成一定得损伤，所以在选择的时候也须谨慎。

对眼

1.什么是对眼

对眼就是人们常说的"斗鸡眼"，在医学上是指被称为"内斜视"的斜视眼。对眼的表现为一个眼球向前注视物体，另一个眼球向内转向鼻侧或是双眼视物时双眼球均转向内。

2.非麻痹性内斜视

（1）临床表现

非麻痹性内斜视的人眼球向各方向运动不受限，双眼分别向前注视时，双眼的斜视角度是一致的。

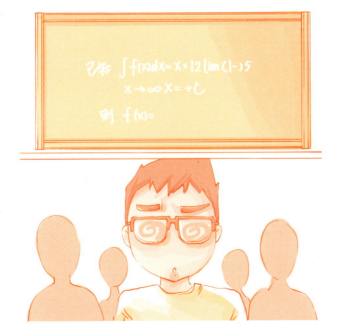

（2）致病机理

非麻痹性内斜视的致病机理较为复杂，近50%原因不明，需在就医后区别对待，有些可通过配戴眼镜进行矫正，有些则必须进行手术。

3.麻痹性内斜视

（1）临床表现

麻痹性内斜视会出现麻痹的那只眼球向外转动全部或部分受阻，也就是两眼分别注视时"对眼"向内斜的程度不同。

（2）致病机理

麻痹性内斜视是由一条或多条调节眼球运动的肌肉麻痹或不能正确运动所致，可使用物理方法进行棱镜调节，如长时间不能见效，也可采取手术来治疗这一疾病。

在婴儿期的不当看护，可以认为是造成麻痹性内斜视的原因。婴儿从两个月开始具备比较初步的视觉，可以跟踪距离比较近的物体。从这个时候开始，如果婴儿长时间注意一个物体，就容易形成内斜视。婴儿只能注意到近距离的物体，所以最好不要在他周围十几厘米的距离内放置小的物品，并且经常改换婴儿睡觉时头的方向，这样就可以预防麻痹性内斜视的发生。

睑腺炎

　　前些天，小胡突然感觉左眼的下眼皮痛，对着镜子一看，他发现自己左眼皮红肿得很明显。奶奶说他这是长了个"针眼"。后来妈妈领他到医院。医生一看就说："这是麦粒肿。"这种病难治吗？

眼睛上的泪器

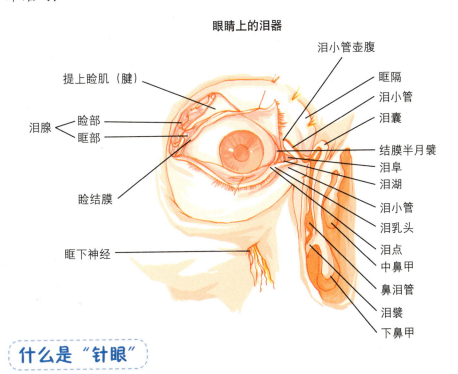

提上睑肌（腱）

泪腺 〈 睑部
　　　眶部

睑结膜

眶下神经

泪小管壶腹
眶隔
泪小管
泪囊
结膜半月襞
泪阜
泪湖
泪小管
泪乳头
泪点
中鼻甲
鼻泪管
泪襞
下鼻甲

什么是"针眼"

　　老人常会说，看了不该看的东西就会得"针眼"，那么针眼到底是什么呢？

　　"针眼"在医学上叫做"麦粒肿"，又称为"睑腺炎"。在我们的眼睑上也像普通的皮肤一样，有着众多的皮脂腺，当细菌感染了这些皮脂腺之后就会形成炎症，这就是睑腺炎。它与身体其他部位的毛囊炎或皮脂腺炎并没有本质的不同，只是由于发生在眼睛这一重要的部位，才会引起人们对它的关注。导致睑腺炎的常见原因是用眼过度，眼睛经常处于疲劳状态或用眼卫生不当，就会造成汗腺或皮脂腺堵塞感染。

睑腺炎的治疗方法

在睑腺炎发病初期，处理方法相当简便，可以在局部进行热敷，以促进眼睑的血液循环，缓解症状，新建立的血供也可以促进炎症的早日消散。同时，可以使用一些含有抗生素的眼药水来控制感染。如果炎症已经发展得比较广泛，形成了局部脓肿，这时由于眼睑皮肤比较敏感，而且张力较大，脓肿会引起强烈的疼痛，需要及时就医，由医生将脓肿切开，进行排脓治疗。当脓肿尚未切开时，切不可用力挤压。面部皮下组织血液循环丰富，挤压脓肿会导致感染扩散，引起更广泛的感染，严重时感染有可能扩散进入颅内，危及生命。

常见外伤的急救处理

青少年喜欢参与各项活动，喜欢冒险。在青少年参与各项活动，尤其在户外活动时，可能会被各种虫咬伤，造成意外伤害的机会也较多。各类损伤的现场处理将直接关系到后续治疗效果。虽然现场处理时间短暂，却有"黄金十分钟"的美称。

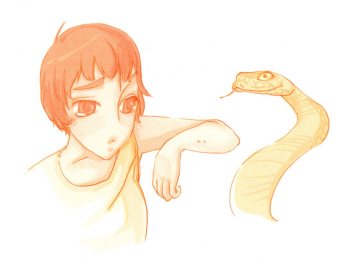

蛇咬伤

1.初步判断

蛇分为有毒蛇和无毒蛇两大类，我国有50余种毒蛇，其中剧毒蛇10余种。我们一旦被蛇咬伤，首先要判定是被哪类蛇咬伤的。但多数人被蛇咬后，都会惊慌失措，很少能镇定地观察蛇头部的外形，或者还没有看清，咬人的蛇早已逃之夭夭。我们可以依据蛇咬人后留下的牙痕来鉴别蛇的种类，无毒蛇的齿痕细小，毒蛇齿痕较深。蛇毒一旦注入人体内，会引起中毒。

2.中毒症状

被无毒蛇咬伤后，伤口局部稍痛，可起水疱，伤者没有全身反应；被毒蛇咬伤后，伤者会出现急性全身中毒症状。

中毒症状由毒素性质决定，毒素主要有以下几种：

（1）神经毒

这种毒素对中枢神经和神经肌肉节点有选择性毒性作用，常见于金环蛇、银环蛇咬伤。

（2）血液毒

这种毒素对血小板、血管内皮和组织有破坏作用，能够引起出血、溶血、休克、心力衰竭等，常见于竹叶青、五步蛇。

（3）混合毒

这种毒素兼有神经毒和血液毒的特点，常见于蝮蛇、眼镜蛇等。

3.蛇咬伤的表现

被毒蛇咬伤后，伤者局部受伤处疼痛、肿胀，迅速向四周蔓延，所属区域淋巴结肿大，皮肤出现血疱和淤斑，甚至发生组织坏死。同时，伤者全身虚弱，口四周感觉异常，肌肉震颤，烦躁不安，头晕目眩，语言不清，吞咽困难，呼吸抑制，最后会因呼吸或循环衰竭而死亡。

4.急救措施

①伤者不要惊慌失措，到处奔跑，应尽量安静，就地采取坐位或卧位，用绳索、布带或橡胶管等在伤口的近心端绑扎肢体，松紧度以能阻断淋巴和静脉回流为宜。

②伤口局部用3%的过氧化氢或0.05%的高锰酸钾反复清洗，去除残留的毒牙和污物。如果伤口较深，可切开真皮或用三棱针扎刺伤口周围皮肤，其后用拔火罐或用吸乳器等抽吸，促使毒液流出。如果有条件，还可以将胰蛋白酶2000国际单位加入0.05%的普鲁卡因20毫升作伤口周围皮肤封闭。

③伤者必须迅速到大医院进一步行解毒和排毒处理。

蜂蜇伤

蜜蜂和黄蜂的尾刺连有毒腺，蜇人时可将蜂毒注入人体皮内，引起人体局部或全身症状。

1.蜜蜂的蜇伤

蜜蜂蜇人后，伤者局部出现红肿，有疼痛感，数小时后可自行消退。如果蜂刺留在伤口内，可引起局部感染和化脓。被蜜蜂蜇伤后，应尽量将残留在伤口内的蜂刺拔出，用弱碱性液体清洗局部伤口，或用弱碱性液体湿敷。如果现场有条件，可用南通蛇药糊剂敷伤口。伤者如果出现严重的全身症状，应立即送医院救治。

2.黄蜂的蜇伤

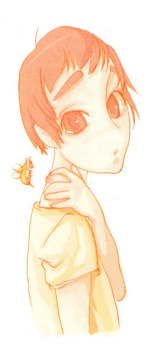

黄蜂的蜂毒较为强烈，人被蜇伤后，伤处明显肿胀、疼痛剧烈、红肿显著，蜇伤处一般不留蜂刺，并发全身症状，伤者出现头晕目眩、恶心呕吐、面部水肿、呼吸困难、烦躁不安、昏迷、休克等症状，甚至死亡。被黄蜂蜇伤后，应用弱酸性液体冲洗，或用食醋纱布湿敷，也可用1毫升3%依米丁（吐根碱）溶于5毫升注射用水后，作伤处注射。伤者如果出现严重的全身症状，应立即送医院救治。

蝎子蜇伤

蝎子的尾部有尖锐的钩刺，当蝎子蜇人时，其尾部刺入人体，并释放出毒液。蝎子的毒液里含有蝎毒，蝎毒是一种神经毒。被蝎子蜇伤后，伤者局部红肿、疼痛、出现水疱，甚至发生局部组织坏死，出现烦躁不安、头痛、头晕、发热、流涎、腹痛等症状。重伤者有呼吸急促和消化道出血等症状。

被蝎子蜇伤后，伤者应采用局部冷敷，在蜇伤处近心端绑扎，伤处消毒后，在局部麻醉下，切开伤口，去除残留的钩刺，用弱碱性液体或高锰酸钾溶液清洗伤口，用1毫升3%依米丁（吐根碱）溶于5毫升注射用水后，作伤处注射。伤者出现全身症状时，可用静脉注射地塞米松或肌肉注射抗蝎毒血清。

蜈蚣咬伤

蜈蚣是蠕虫形的陆生节肢动物，身体由许多体节组成，每一个节上都有一对足，称为"多足动物"。蜈蚣与蛇、蝎、壁虎、蟾蜍并称"五毒"，并位居五毒首位。蜈蚣头部第一对钳足有毒腺开口，咬人时释放出毒液。伤者受伤局部出现红肿，相应区域的淋巴结发生急性淋巴结炎和急性淋巴管炎（俗称"起红线"）。较大的蜈蚣咬伤人后释放出来的毒液多，可引发伤者出现全身中毒症状，如畏寒、发热、恶心、呕吐、昏迷，甚至死亡。被蜈蚣咬伤后，应立即用碱性液体清洗伤口，用0.25%普鲁卡因封闭伤口周围组织，也可口服或局部敷用南通蛇药。

电击伤

一定电流或电能量（静电）通过人体，能够引起损伤和功能障碍，甚至导致死亡，这种现象称为"电击伤"，雷击也是一种电击伤。

1.表现

（1）全身表现

轻伤者出现惊恐、心悸和头痛等症状，也可出现短暂的面色苍白、呆滞、对周围失去反应等症状。伤者自觉精神紧张、四肢软弱、全身无力。昏倒的伤者多是由于极度惊恐所至。重伤者出现昏迷、心室纤颤、瞳孔扩大、呼吸心跳停止而致死亡等症状。

（2）局部表现

伤者被电击处形成电烧伤，受损组织的严重程度因触电部位释放电能大小而异，一般表现为局部皮肤组织损伤最严重，电流通过途径的组织和器官发生隐匿性损伤。高压电击的严重烧伤常见于电流进出躯体的部位。

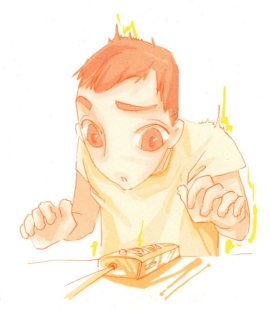

2.急救措施

发现电击后，应立即切

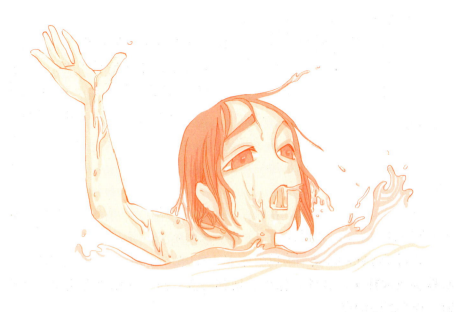

断电源，用绝缘物体将伤员与电源隔离。伤员已经发生心跳和呼吸停止时，则立即就地进行人工心肺复苏。电击伤现场急救处理，可以简单地归纳为"八字方针"：迅速、就地、准确、坚持。在急救过程中，禁止注射强心剂。

淹溺

青少年的溺水事件多有发生，一旦发现有人溺水，在专业救护人员到来之前，应立即进行现场抢救。其方法是：

①迅速清除溺水者口鼻中的泥沙、杂草和分泌物，使其保持呼吸道通畅，并将其舌头拉出，以免堵塞呼吸道。在此过程中，拨打120急救电话。

②抢救者右腿膝部跪在地上，左腿膝部屈曲，将溺水者腹部横放在抢救者左膝上，使溺水者头部下垂，抢救者按压溺水者背部，让溺水者充分吐出口腔内、呼吸道内和胃内的水。

③把溺水者平放在平地上，解开其衣扣和腰带，观察其状态：

如果溺水者呼吸停止，应迅速疏通其呼吸道，使其仰卧，头部后仰，立即进行口对口人工呼吸。具体方法是，抢救者捏住溺水者的口吹气，吹气量要大，每分钟吹15～20次。

如果溺水者心跳停止，应立即让溺水者仰卧，用拳头叩击心前区1～2次，用力要适当。然后，双手重叠放在溺水者胸骨中下1/3交界处，有规律不间断地用力按压。按压时双臂绷直，频率要达到80～100次／分，深度3～4厘米(儿童为2～3厘米)，直到能够摸到患者颈动脉搏动时停止。一个抢救者做心肺复苏，每按压心脏7～8次，向肺内吹气1次，效果更好。经过现场急救后，迅速将溺水者送到附近的医院继续抢救治疗

如发现溺水者没有呼吸和脉搏，应立即进行口对口的人工呼吸和胸外心脏按压，注意心脏按压与人工呼吸的比例为4：1。

④对于呼吸和脉搏正常的溺水者，经过"倒水"后，应让其漱口，喝些姜汤或热茶，并注意保暖，使其安静入睡。如溺水者咳嗽或发热时，应去医院治疗。